U0284090

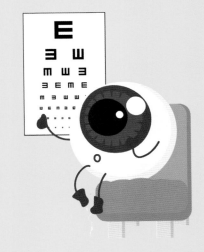

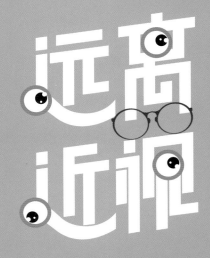

远离近视

——同仁眼科医生妈妈这样做

主　编 ○ 乔春艳　康梦田

编　委 ○（按姓氏笔画排序）

王嘉琪　甘嘉禾　许文隽　李　婧　张　弛

张　烁　张　烨　张　慧　顾欣宇　高　硕

高昊天

内 文 插 图 ○ 张钧瑶

章节页插图 ○（按姓氏笔画排序）

左萱梧　芦品予　时天真　韩一菲　阚宇程

人民卫生出版社

·北京·

版权所有，侵权必究！

图书在版编目（CIP）数据

远离近视，同仁眼科医生妈妈这样做 / 乔春艳，康梦田主编. —北京：人民卫生出版社，2023.4
ISBN 978-7-117-34661-0

I. ①远… II. ①乔… ②康… III. ①青少年－视力保护 IV. ①R77

中国国家版本馆 CIP 数据核字（2023）第 051336 号

远离近视，同仁眼科医生妈妈这样做
Yuanli Jinshi, Tongren Yanke Yisheng Mama Zheyangzuo

主　　编	乔春艳　康梦田
出版发行	人民卫生出版社（中继线 010-59780011）
地　　址	北京市朝阳区潘家园南里 19 号
邮　　编	100021
E － mail	pmph @ pmph.com
购书热线	010-59787592　010-59787584　010-65264830
印　　刷	天津市银博印刷集团有限公司
经　　销	新华书店
开　　本	889×1194　1/32　印张:7.5
字　　数	175 千字
版　　次	2023 年 4 月第 1 版
印　　次	2023 年 5 月第 1 次印刷
标准书号	ISBN 978-7-117-34661-0
定　　价	69.80 元

打击盗版举报电话　010-59787491　E － mail　WQ @ pmph.com
质量问题联系电话　010-59787234　E － mail　zhiliang @ pmph.com
数字融合服务电话　4001118166　E - mail　zengzhi @ pmph.com

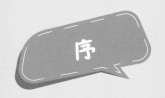

序

　　乔春艳和康梦田都是我的学生，最初她们提出要写一本关于近视的科普书，我是不支持的，视光并不是她们的专业方向，我希望她们做好自己的眼科临床专业。

　　然而，她们虽然不是视光专业的医生，但是她们都是专业的眼科医生，同时她们都有一个特殊的身份——孩子的母亲。

　　"如何管控好我的孩子，不让他／她得近视？"很多家长想知道这个问题的答案。大家都知道爱护眼睛要从小做起，但是面对各种各样的眼科检查、层出不穷的新眼科治疗，让家长们觉得应接不暇，有时不知道如何选择。激起人们想知道"这是什么？""我该怎么做？"的强烈求知欲。

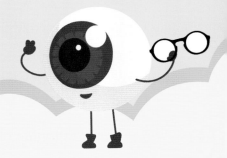

我们是眼科医生，知道关于近视的方方面面的知识，关于科学用眼的方方面面的知识。但是广大的家长朋友们可能不了解，眼健康科普也是眼科医生的重要工作职责之一。

乔春艳和康梦田在工作中经常会接到家长的电话和短信咨询相关的问题，因此，两位眼科医生妈妈想把这些问题编成一本书并一一集中回答，让大家时刻都能找到答案，这就是她们写这本书的初衷。

因此最终我支持她们撰写这本科普书。经过了漫长的编写时间，这本书终于出版了，拿到排版后的作者清样，我翻开崭新的书页认真阅读，越来越觉得这本《远离近视，同仁眼科医生妈妈这样做》具有宝贵的服务大众的科普价值。这本书是在广大读者的呼吁下出品的，是服务于家长和孩子的科普书籍，语言简单且生活化，问答更贴近生活中的实际应用。本书由北京同仁医院具有资深临床经验的眼科专家和专业人员撰稿与审稿，撰写过程中参考了诸多最新的国内外近视领域的研究，保证了书籍的权威性、专业性和科学性。更难能可贵之处在于，它也是一本眼科医生妈妈写的书，从家长最关心问题的角度出发，从生活中的小事讲起，引出最新的近视防控技术，通过生动形象、通俗易懂的语言，解答大家关心的各种问题，更符合大众的需求。

目前，全社会都在关注孩子的近视防控，眼健康的科普工作势在必行。其中，我们注意到，家长作为孩子日常生活的不可替代的陪伴者，能够帮助孩子形成好的生活习惯，因此是开展近视早期防控科普宣传的主要对象。

托尔斯泰说，科学的事业就是为人民服务。《远离近视，同仁眼科医生妈妈这样做》一书的面世，为眼健康科普增添了新的力量。希望本书能够帮助到有需求的家长和孩子，我们一起打赢视力保卫战，愿每个孩子都拥有一双明亮的眼睛和一个光明的未来！

中华预防医学会公共卫生眼科分会主任委员

全国防盲技术指导组组长

北京同仁眼科中心主任

王宁利

2022 年 11 月 5 日

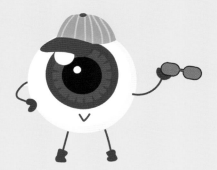

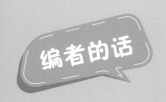

　　你好！我是乔春艳，是一位从业二十余年的眼科医生。你我通过这本书相识，不仅仅因为我是眼科专业人士，更因为我们有一个共同的身份——孩子家长。我想能翻看这本书的人应该是有强烈求知欲、强烈责任感，想为孩子的成长遮风避雨、想为孩子做好长远规划的好家长。

　　我为什么要写这本书？医生的工作已经很忙了，干吗还没事儿找事，放弃休息、利用节假日等业余时间来写近视眼防控的科普图书。目前，国家、社会、学校和家庭都非常重视近视眼防控，市场上相关书籍已经不少了，我们这本书有什么不同？

　　话说回到 2020 年，经历了一学期的停课不停学，暑假期间，我儿子去做常规眼科体检，发现视力下降明显，散瞳验光后

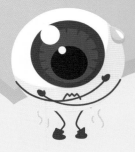

确诊近视了。看到验光结果的一瞬间我就焦虑了，现在回想起来，我依然记得那一刻自己有多么难受，因此我特别能理解带孩子来看病的家长们的心情。为了预防近视做了那么多，最后孩子还是近视了。我也和其他家长一样，一时不愿意接受现实，有挫败感。但我的焦虑感很快就过去了，因为我清楚自己下一步应该做什么，应该如何积极应对。我希望其他家长也能和我一样，不仅关注孩子的健康（包括眼健康），更可以运用医学知识真正帮助到我们的孩子。

　　身为眼科医生，经常会有亲朋好友来咨询孩子近视的问题。很多问题我认为是基本常识，大家都应该知道，但是事实并非如此。甚至我医学专业的同学，同为医生（非眼科），也因为缺乏相关知识，未能早期发现孩子近视，耽误了治疗。其他大部分人就更不一定真的知道如何爱护眼睛，这让我意识到科普宣传的重要性和必要性。

　　大医治未病，预防比治疗更重要。发现孩子近视后，我先后写了几篇近视防控的科普文章发在公众号上，同时通过广播电台、网络直播等形式积极、广泛宣传近视防控知识。我是理性的眼科医生，也是感性的妈妈；我有足够的眼科知识，也有丰富的

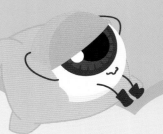

实操经验；我为预防近视努力过，现在正在为延缓近视发展而努力。很多家长们遇到的问题我也遇到过，我也在不断学习、摸索努力成为一个好妈妈。以眼科医生和妈妈的共同视角写给家长们一本实用的近视科普书，应该能够帮助更多的家长朋友们，我心动了，然后历时 2 年，就有了你手里的这本书。

写书的过程是重新整理知识体系、梳理思路和反思的过程，不仅是近视防控，也包括亲子沟通和家庭教育。书是传递知识和读者相互交流的载体，也是内省自我和表达思想的载体。从最开始对自己的文笔没有自信，到享受梳理思路、安静写作的心流，我完成了一次从不敢写到想要写，突破自我设限的历程。我喜欢当医生，深爱着自己的工作。我非常开心不仅能通过在医院治病救人来帮助患者，还能通过科普书籍宣教防病治病的知识，帮助到更多的人。

本书分知识篇和实战篇两部分，图文并茂，通俗易懂。知识篇系统介绍了近视眼相关知识，撰写过程中参考了最新的国内外近视研究成果，保证了知识的权威性、专业性和科学性。阅读之后，你会对如何做到近视早预防、早发现、早检查、早治疗有足够的知识储备。本书的特色在实战篇，学习知识不难，做到知行合一不易！我和北京同仁医院眼科医生妈妈们分享了我们对自己的孩子在近视防控中的做法，通过一些真实的小故事，从家长最关心的角度出发，用通俗易懂的语言解读近视防控中的问题，实操性更强。希望你从书中得到的信息能够有助你更加重视眼健康，改变行为方式，为你和孩子更好的未来创造有利条件。

本书的另外一个特色是书中的部分插图由作者团队的孩子们绘画完成。孩子们通过自己的画笔参与科普宣传，相信他们会成为近视防控的力行者。

感谢康梦田医生的鼎力加入，她从硕士研究生开始就深耕于近视防控领域，是安阳眼病研究的骨干成员，在近视领域研究颇丰。她在写作、统稿、校对等方面做了大量的工作。感谢张慧、张烨、张烁和李婧医生的无私分享，让我们有机会看到不同家庭在近视防控中的不同特色。大家可以博采众长，寻找最适合自己家庭的做法。感谢林舒曼医生对全书稿字字句句的细致审校。

衷心感谢人民卫生出版社对此书的宣传、推广与支持。本书在编写过程中，得到了各级领导的大力支持，在此表示感谢。

本书编写中难免有些错误，敬请批评指正。有的观点和做法也不一定适合所有孩子和家庭。也欢迎您把近视防控的感受、想法和故事记录下来，和我们分享。

北京同仁医院眼科主任医师、研究生导师

眼科博士、博士后

欧美访问学者

一位男孩的妈妈

乔春艳

2022 年 11 月

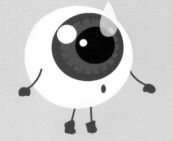

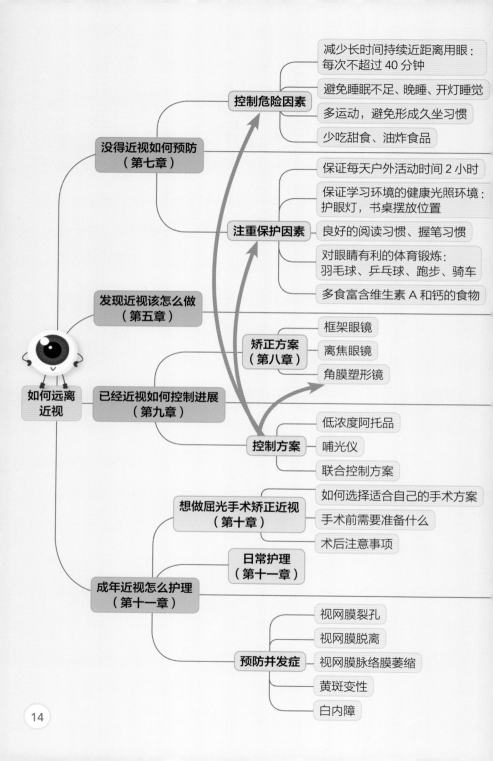

如何远离近视

没得近视如何预防（第七章）

控制危险因素
- 减少长时间持续近距离用眼：每次不超过 40 分钟
- 避免睡眠不足、晚睡、开灯睡觉
- 多运动，避免形成久坐习惯
- 少吃甜食、油炸食品

注重保护因素
- 保证每天户外活动时间 2 小时
- 保证学习环境的健康光照环境：护眼灯，书桌摆放位置
- 良好的阅读习惯、握笔习惯
- 对眼睛有利的体育锻炼：羽毛球、乒乓球、跑步、骑车
- 多食富含维生素 A 和钙的食物

发现近视该怎么做（第五章）

已经近视如何控制进展（第九章）

矫正方案（第八章）
- 框架眼镜
- 离焦眼镜
- 角膜塑形镜

控制方案
- 低浓度阿托品
- 哺光仪
- 联合控制方案

想做屈光手术矫正近视（第十章）
- 如何选择适合自己的手术方案
- 手术前需要准备什么
- 术后注意事项

日常护理（第十一章）

成年近视怎么护理（第十一章）

预防并发症
- 视网膜裂孔
- 视网膜脱离
- 视网膜脉络膜萎缩
- 黄斑变性
- 白内障

14

如何检查
- 每年检查视力和远视储备
- 保护远视储备，尽可能延缓近视发病时间
- 警惕近视信号：揉眼、眯眼、挤眼、歪头视物、视物模糊、头痛

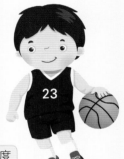

如何检查（第六章）
- 视力检查
- 散瞳验光
- 眼生物学参数测量
- 建立眼健康档案

如何检查
- 6～12个月复查视力、眼轴和屈光度
- 控制近视进展速度，避免发展为高度近视

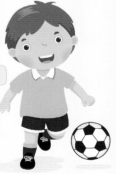

如何检查
- 每年体检：视力、眼压、眼底照相
- 屈光手术前的特殊检查
- 高度近视的定期眼底检查

目录

第二部分

实战篇——眼科医生如何给自己的孩子防控近视

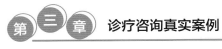

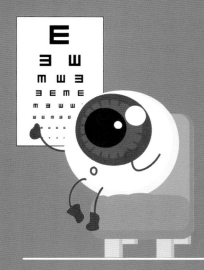

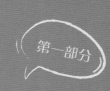

第一部分

知识篇

关于近视，家长必须了解的真相

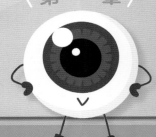

我们的眼睛是怎么看东西的

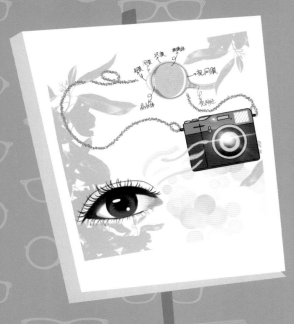

第 一 章

《眼睛是什么样子的》
左萱梧 15 岁

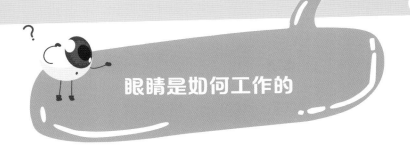

眼睛是如何工作的

我们的眼睛就像一台照相机。

1. "镜头" 包括泪膜、角膜和晶状体，起着调节焦点的作用。

泪膜	眼睛最前面的一层液体保护层，随着每次眨眼会不断更新
角膜	我们能看到的"黑眼球"前面有一层透明凸玻璃样的部位就是角膜，"玻璃"的清澈度直接影响看东西清晰或模糊
晶状体	像五子棋一样的扁椭圆形，可以通过一定的变形调节焦距

2. "底片" 为视网膜，负责接收光信号。

3. "处理器" 为大脑视觉中枢。视网膜将外界图像信号转换成电信号，传到大脑的视觉中枢。

眼睛帮助我们感知周围的世界，是人体最重要的感觉器官之一（图 1-1）。

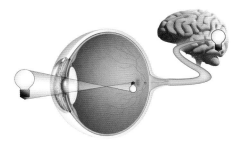

图 1-1　眼睛像照相机一样，接收图像后经过精密调节处理后传输到大脑

为了使不同距离的物体经过"照相机"处理后，能在视网膜上呈现清晰的图像，需要调整好焦距，也就是眼睛的"调节"能力。在"调节"过程中，晶状体形如双凸透镜，可以通过睫状肌的收缩或松弛来改变晶状体的形状（变凸或变扁平），改变折射力，进而准确调节外界不同距离的物体，使其能够成像在视网膜上，这个过程与照相机调节镜头焦距类似。

> **本节要点**
>
> 眼睛就像照相机，具有精密的调节功能和图像传输功能。保护好我们的眼睛，不要让它得近视哦。

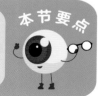

（康梦田）

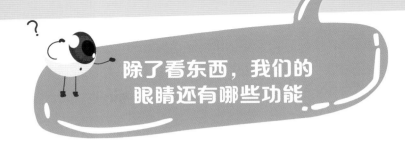

除了看东西，我们的
眼睛还有哪些功能

眼睛除了能够看东西、分辨颜色之外，还有一个非常重要的功能，就是形成立体视觉 *。

日常生活中有很多需要立体视觉的动作：下楼梯、倒水、握手、击球……（图 1-2）

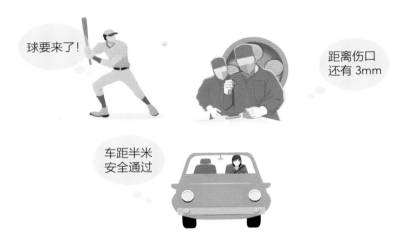

图 1-2　需要立体视觉的职业：飞行员、司机、棒球运动员、外科医生、操作精密仪器者，例如棒球运动员需判断击球的时机，医生手术时需判断病灶的距离，司机需判断车距等

---

* 注　立体视觉：也称作深度觉，是指感知物体的立体形状和分辨不同物体相互远近关系的能力。立体视觉以双眼能够形成单视为基础。许多职业如驾驶、机械零件精细加工、绘画雕塑等要求有良好的立体视觉。

我们感知距离，对物体进行精确定位，都需要靠立体视觉，它是我们双眼视觉中最高级的功能。如果没有立体视觉，生活和工作都会受到影响。形成立体视觉的基础是双眼可以同时看到物体。大家可能觉得奇怪，难道有人不能双眼同时看到物体吗？是的，例如严重斜视＊的人，就不能双眼同时看到物体，只能右眼看，或者左眼看。再例如中重度单眼弱视的患者，多数也没有立体视觉功能。

有家长问，立体视觉可以训练吗？答案是可以的，人并不是出生时就存在立体视觉的，立体视觉于出生后三四个月才开始发育。出生 4 个月左右，双眼视觉发育开始形成，并逐步进入视觉发育的关键期。此时，如果幼儿存在角膜白斑、瞳孔闭锁、先天性白内障、斜视等问题，及时治疗有助于双眼视觉的发育和恢复。如果超过视觉发育的关键期，不仅会影响视力，并且无法形成立体视觉。随着年龄的增长，人眼立体视觉逐渐形成，至学龄初期发育成熟。

本节要点

眼睛还有立体视觉的功能。

（康梦田）

＊注　斜视：斜视表现为，当人想注视一个目标物体时，只有一只眼睛直视物体，而另外一只眼睛没有看向目标，无法看到目标物体，导致两只眼睛输送信息不一致。斜视除了会影响外观，还会影响视力、融像功能并破坏立体视觉。

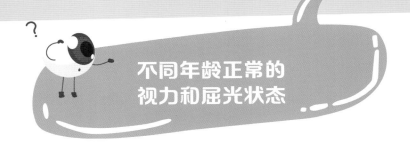

不同年龄正常的
视力和屈光状态

家长在判断孩子视力是否正常时，一定要考虑孩子的年龄因素，正常情况下可以参考以下标准。

年龄	平均视力参考范围
2～3 岁	视力可以达到 0.4 左右
3～4 岁	视力可以达到 0.5～0.7 左右
4～5 岁	视力可以达到 0.8～1.0 左右
6 岁或以上	视力可以达到 1.0

家长可简单记忆：**正常视力标准为年龄（6 岁以内）×0.2。**如果孩子视力低于这个标准，建议到专业眼科医院进行详细检查。

孩子的视力没有达到 1.0，并不能说明就一定有问题，视力有一个逐渐发育成熟的过程。出生时，我们的眼睛都是远视眼，只能看清眼前大物体的晃动。随着之后的几年眼球继续生长和发育，远视度数继续逐渐减小，视力逐渐提高，屈光状态逐渐向正视眼 * 发展。5～7 岁的大多数儿童都有低度远视（0～+2.00D）。

---

* 注　正视眼：通俗理解正视眼即"视力正常，屈光正常"。5 米远的物体发出的平行光线入眼，通过屈光系统聚焦于视网膜上的一种屈光状态。

如果没有过度近距离用眼，这种低度远视的状态可能会持续整个青少年和成年时期。这就是近几年大家都在说的"远视储备 *"。远视储备是近视前儿童在眼球生长发育和正视化过程中的屈光状态。按照儿童视力发育的规律，12 岁前的屈光以远视眼为主，远视储备下降是近视出现的早期信号，通过带孩子去专业医疗机构进行定期视力和眼部检查，建立视力健康档案，可以监测孩子的远视储备，如果发现视力异常或者远视储备耗尽，可以尽早开展规范的近视治疗。

正常视力标准为年龄（6 岁以内）×0.2。如果孩子视力低于这个标准，建议到专业眼科医院进行详细检查。建立学龄前期儿童屈光发育档案，可以早期发现远视储备不足和近视。

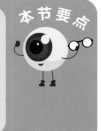

本节要点

（康梦田）

---

* 注 远视储备：远视储备是眼球发生近视前的屈光状态，是眼轴长度与角膜及晶状体等参数之间动态匹配的结果，对于近视防控意义重大。

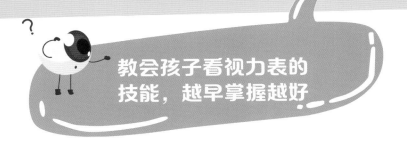

教会孩子看视力表的
技能，越早掌握越好

我们的经验发现，**孩子最早可以查视力表的年龄是2～3岁。**

为什么要尽早教孩子查视力表？不要小瞧这个简单的检查，我们在医院见到很多孩子通过一次检查发现视力不好，到医院后诊断了弱视 *。弱视的关键是年龄越小，治疗效果越好，治疗的黄金期是 3～6 岁。

只要孩子能听懂、会表达，就可以培训孩子查视力了。我们可以花几块钱买一张纸质的视力表贴在家里光线比较好的地方，让孩子站在 5 米距离，遮住一只眼，用另一只眼看视力表，用手指的方向代表 E 字开口的方向，就可以做到在家里进行简单的视力筛查。

所以建议 3 岁之前一定教会孩子检查视力，如果实在不会看 E 字视力表，还可以选择图形视力表（图 1-3）。

---

* 注 弱视：在视觉发育期，由于单眼斜视、未矫正的屈光参差、未矫正的高度屈光不正、形觉剥夺引起的单眼或双眼最佳矫正视力低于相应年龄的视力为弱视；或双眼视力相差 2 行及以上，视力较低眼为弱视。根据儿童视力发育规律，年龄 3～5 岁儿童视力的正常值下限为 0.5，6 岁及以上儿童视力的正常值下限为 0.7。

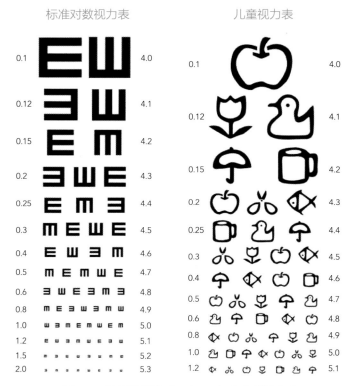

图 1-3　常用的视力表，如 E 字或图形视力表

建议 3 岁之前教会孩子看视力表。

本节要点

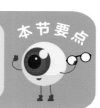

（康梦田）

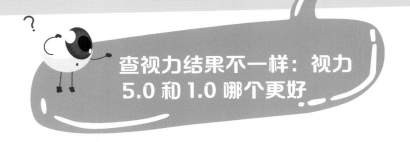

查视力结果不一样：视力 5.0 和 1.0 哪个更好

视力表中的 1.0 和 5.0 是一回事吗？

目前，我们最常用的远视力表记录方法包括五分制记录法和小数记录法，五分制记录法的 5.0 对应着小数记录法的 1.0。也就是说，医生说的 1.0 和我们常听说的 5.0 是一回事。

两者之间能通过公式换算，五分对数视力 = 5 + lg（小数视力）。

为了方便大家查询，我们列举了对应的视力表换算结果。

0.1 ···················· 4.0   0.5 ···················· 4.7

0.12 ··················· 4.1   0.6 ···················· 4.8

0.15 ··················· 4.2   0.8 ···················· 4.9

0.2 ···················· 4.3   1.0 ···················· 5.0

0.25 ··················· 4.4   1.2 ···················· 5.1

0.3 ···················· 4.5   1.5 ···················· 5.2

0.4 ···················· 4.6   2.0 ···················· 5.3

希望这本书在向大家科普知识的同时，也可以作为一本爱眼工具书，供大家随时参考使用（图1-4）。

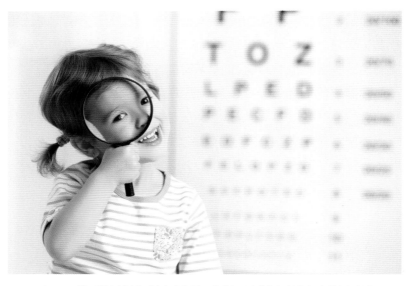

图1-4　常用的远视力表记录方法，包括五分制记录法和小数记录法

本节要点

视力 5.0 和视力 1.0 是一样的。

（康梦田）

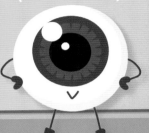

关于近视，也许这些你还不知道

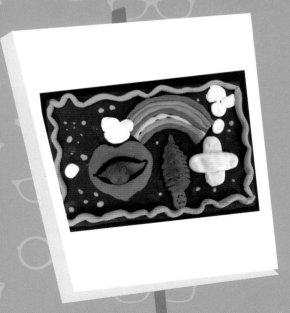

第 二 章

《用心保护我们的眼睛》
作者：韩一菲　5 岁

近视看不清楚的原理是什么

近视是看远处的事物不清楚，只能看清楚近处的事物。

为什么会这样呢？我们看看下面这张示意图就明白了。（图 2-1）

在第一章中，我们已经知道眼睛的"照相机"原理了，如果光线经过我们的"照相机"——眼球的屈光系统折射后仍然不能聚焦在

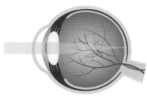

正视眼

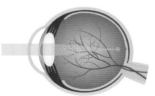

近视眼

图 2-1　近视眼的焦点落在视网膜前，表现为"看远不清楚"

视网膜上，而聚焦在视网膜之前，在视网膜上形成不清楚的像，从而导致看远处的视力下降，这就是近视。

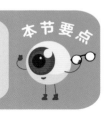

本节要点

近视是看远不清楚，看近清楚。

（康梦田）

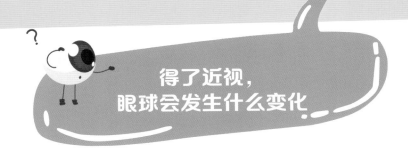

得了近视，眼球会发生什么变化

很多得近视的人会发现，随着时间推移，眼球慢慢变得凸出了，有点像"瞪眼"或者"死鱼眼"。在这一过程中，近视的眼球会发生什么变化呢？

我们可以想象一下吹气球的过程，吹气球的时候，气球越变越大，前面会变得圆鼓鼓的，后面会越来越长。我们也可以简单地把近视眼 * 分为"前凸"和"后凸"两种类型，"前凸"是眼球前部的结构如角膜、晶状体屈光力过强，"后凸"是眼球后部的巩膜增长过快，也就是我们常说的眼轴增长。后者是青少年最常见的近视眼类型，又叫轴性近视。

为什么近视的眼球会这样变化？在我们生命的最初几年里，眼睛的度数会逐渐向 0 度的方向生长，这个过程叫眼睛的"正视化"过程 **。如果某些外界因素或遗传因素发挥了异常作用，打乱了这一过程，会使得眼睛在达到"0 度"之后仍然不能停止。眼轴延长、角膜变凸、晶状体变凸，这些眼球结构发生变化都会使得外界物体被聚焦在视网膜之前，即形成近视眼。

---

* 注 近视眼：在眼睛调节放松状态下，平行光线经眼球屈光系统后聚焦在
  视网膜前。
** 注 正视化：绝大部分新生儿都是远视，随着年龄的增长，在学龄期发展
  成为正视，该过程就是"正视化"。

有的家长问孩子眼轴增长了是不是要近视了？有时带孩子做眼睛检查的时候，发现眼轴长度比去年增长了，因此就特别担心，其实孩子在长身体的过程中，眼球随着身体一起也会长大，因为眼睛是我们身体的一部分，它的增长是很正常的。但是家长们需要留意的是孩子生长发育的阶段，要注意不能过度用眼。我们在科学研究中发现，最容易发生近视的年龄，往往也是孩子生长的高峰时期和青春期，女孩是 10～14 岁，男孩发育比女孩晚，男孩是 12～16 岁。我们家长需要做的是尽量不要让眼球的发育高峰提前。

有的人可能会说，近视了戴眼镜就解决了，无论近视多少度也无所谓，这种观点是非常危险的！我们还举吹气球这个例子，当气球越吹越大的时候，气球壁就会变得非常薄，变得比较脆弱。我们在眼科手术的过程中经常会看到高度近视的眼球壁很薄、很薄，甚至可以透过白色的巩膜隐隐看到眼球里面的结构，这时眼球里面的重要结构也会变薄甚至萎缩，从而对视力造成不可逆转的损伤，所以我们一定要预防近视的过早发生，如果已经发生了近视，要注意控制它的进展速度，避免发展成病理性近视。（图 2-2）

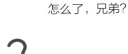

嘤嘤嘤，别用力碰我，我很脆弱！

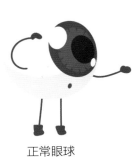

正常眼球

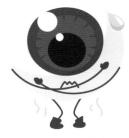

高度近视眼球

图 2-2　**正常健康眼球又白又圆，高度近视眼球拉长后变大变薄，比较脆弱**

眼睛变成近视的过程中主要是眼轴延长，伴随着角膜和晶状体变凸。女孩 10～14 岁，男孩 12～16 岁生长发育阶段容易发生眼轴增长，这一阶段需要家长特别注意孩子的用眼卫生。

本节要点

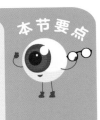

（康梦田）

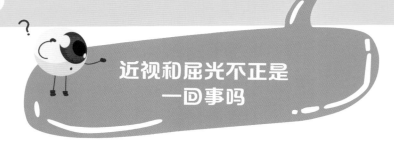

近视和屈光不正是一回事吗

去眼科就诊时，有时医生会在病历本上写"屈光不正"，这是什么病呢？和近视是一回事吗？

屈光不正是指外界图像不能正常聚焦在视网膜上，引起视力下降。近视是屈光不正中最常见的一种类型，此外，屈光不正还包括远视和散光 * 。

如何判断自己属于哪种类型的屈光不正？最简单的方法就是去医院进行验光检查。医生会根据验光结果判断属于近视、远视还是散光。

屈光不正有很多种矫正方法：框架眼镜，隐形眼镜，还有角膜激光手术。后续的章节中我们会再展开介绍这些方法（图2-3）。

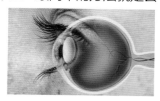

图 2-3　病历本上常见的"屈光不正"诊断实际上是指一种光学状态，不是一种疾病

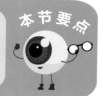

本节要点

屈光不正包括近视、远视和散光。近视是屈光不正中最常见的一种类型。

（康梦田）

---

* 注　散光：眼球在不同子午线上屈光力不同，平行光通过眼球折射后所成像并非一个焦点，而是在空间不同位置的两条焦线和最小弥散圆的一种屈光状态称为散光。

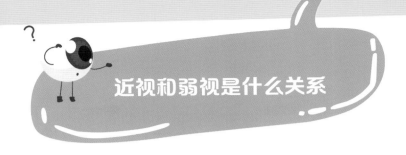

近视和弱视是什么关系

近视和弱视是两个不同的概念。

简单来说，近视的孩子只要戴上眼镜，仍然能够看到视力表的 1.0。然而弱视的孩子即使戴上很高度数的眼镜也看不清 1.0。

很多种原因可能会导致弱视，如屈光参差 *（下一节会讲到）、斜视、高度远视、近视或散光、上睑下垂、先天性白内障，近视是其中的一种原因。近视的孩子如果不戴眼镜，眼睛长期处于朦朦胧胧的状态，不仅不能清晰地看世界，还可能会对眼睛产生长期的不良影响，及时佩戴合适度数的眼镜可以帮助我们清晰地看东西，缓解视疲劳。

还有就是两只眼度数相差很大，长时间不矫正，这种状态也容易形成弱视。

因此，如果孩子近视度数已超过 100 度，建议及时佩戴眼镜。双眼近视度数相差很大，需要注意是否合并弱视（图 2-4）。

---

* 注 屈光参差：将双眼屈光状态不等定义为屈光参差，度数相差 > 2.50D 以上者通常会因融像困难出现症状，当双眼接收到的像在亮度、对比度、大小、清晰度、色彩等方面存在巨大的差异时，双眼融像就会出现困难。

视力测试表

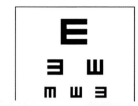

我戴上眼镜也看不清！ 我戴上眼镜就能看清！

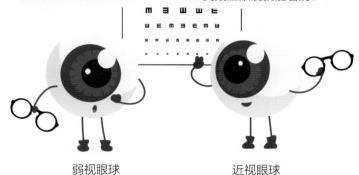

弱视眼球 近视眼球

图 2-4 近视的孩子戴上眼镜能够看到视力表的 1.0，弱视的孩子即使戴上很高度数的眼镜也看不清 1.0

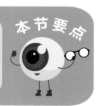

本节要点

近视和弱视是两个不同的概念，都需要及时就诊。

（康梦田）

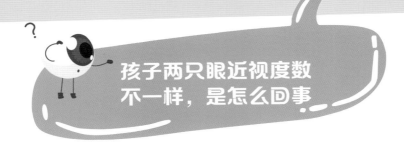

孩子两只眼近视度数不一样，是怎么回事

门诊常常会遇到家长询问"我的孩子两只眼近视度数不一样，这样正常吗？是否需要纠正成双眼一样？"。

我们可以伸出两只手掌比较一下大小，是不是完全一模一样？很多人会发现不是的，正常人的左右手的长短是不完全一样的，这是一种正常的生理现象，与生长发育过程中用手习惯和力量偏好有一定关系。

我们的两只眼睛不完全一样也是同样的道理，近视程度较高的那只眼通常是我们经常使用的眼。所以两只眼度数不一样不必太过紧张。但是作为家长一定需要留意，孩子双眼的度数差异有没有越来越大的趋势，以及视力是否受到影响。

双眼度数相差多少需要引起重视？远视度数相差大于 100 度，近视度数相差大于 200 度，散光度数相差大于 100 度。在临床上，这种情况又叫"屈光参差"。

屈光参差是弱视常见的病因之一，屈光参差会导致两只眼睛传递给大脑的信息图像不一样，视力好的提供给大脑的是清晰的图像，视力差的提供给大脑的是模糊的图像，优胜劣汰，大脑虽然可以处理左右眼图像的差异，但是一旦差异超过"大脑处理器"的限度，会造成其中一只眼的图像信息被"忽略"，只接受两个不同图像中的一个图像，用进废退，长时间则形成了弱视。值得注意的是，这种情况发病隐匿，常常因为不容易被发现而漏诊，耽误治疗时机。因此，如果孩子发现屈光参差，需要定期带孩子复查验光和视力检查，建议至少半年一次。

如何解决孩子的屈光参差问题？戴眼镜是目前最常用的矫正方法，但是当双眼度数相差很多时，通过框架眼镜看东西会有大小不一样的现象，由于儿童的适应力和可塑性比较好，大脑可以在 1% 的范围内处理左右眼图像的差异。此外，对于眼镜不能耐受的孩子还可以选择角膜接触镜，成年后还可以选择准分子激光手术。

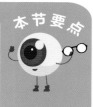

本节要点

双眼度数不同可以是正常的生理现象。但如果孩子双眼远视度数相差大于 100 度，近视度数相差大于 200 度，散光度数相差大于 100 度，需要引起家长注意。半年带孩子做一次验光和视力检查可以及早发现屈光参差造成的弱视。

（康梦田）

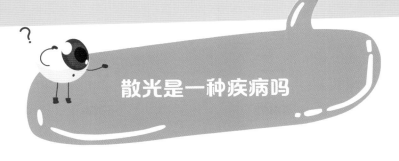

散光是一种疾病吗

散光是由于角膜或晶状体曲率不等造成的一种眼部屈光异常，此时平行光线进入眼内不能聚焦于一点，而是形成多个焦点平面，表现出视物模糊和重影的症状，常伴随有近视或远视。

散光在大多数人中不是一种疾病，并且会随着人的一生发生变化。婴儿时期的散光度数通常较大。随着年龄增长，散光变得逐渐规则并且度数减小。进入成年之后，大多数人的散光度数会多年保持稳定，但老年后，由于眼睑长期对角膜的压迫，散光的方向可能会再次发生变化。

4 岁以下	4 ~ 8 岁	18 ~ 40 岁	40 岁以上
·角膜陡峭 ·高度角膜散光 ·眼轴大多正常 ·可能有不规则散光	·角膜变平 ·散光减小 ·轻度规则 散光多见	·角膜保持稳定 ·轻度规则散光 多见	·角膜变陡峭(多在 水平子午线方向) ·角膜向不规则散 光转变

散光时有最强和最弱两条主径线，根据这两条主径线相互的位置关系可将散光分为规则散光（垂直）*和不规则散光（不垂直）；根据两条主径线聚焦点与视网膜的位置关系又可分为单纯近视散光、单纯远视散光、复合近视散光、复合远视散光和混合

---

* 注 规则散光：散光会导致看东西模糊、重影。当眼球屈光力最大的方向和屈光力最小的方向垂直时，称为规则散光。

散光 5 类。

简单来说，如果散光度数比较小，并且没有造成视力下降、视物重影，没有感觉到视疲劳，可以暂时观察，不戴眼镜矫正。但要定期检查视力和散光度数的进展情况。如果散光度数在 150 度以上，并且造成视力下降、视觉疲劳，影响学习、生活、工作，就需要配眼镜矫正了。

本节要点

散光是一种眼睛屈光不正的异常状态，比较常见。

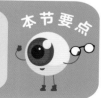

（顾欣宇　康梦田）

近视非常普遍，是个小问题吗

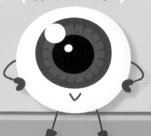

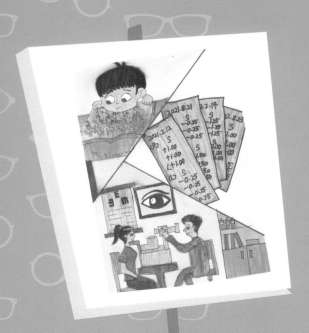

第 三 章

《关注自己，预防近视》
作者：芦品予

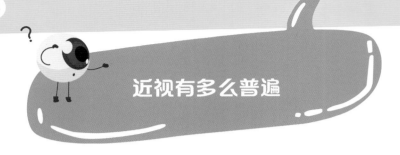

近视有多么普遍

有的家长说近视不算什么，不就是要戴眼镜吗？非常普遍，没什么大不了的！不影响吃、不影响穿，至于这么兴师动众吗？近视真的是小事一桩吗？

非也！近视无论对我们国家还是个人，都不是一个小问题！

大家会发现我们周围戴眼镜的孩子越来越多，我国是近视眼大国，那么中国近视整体情况到底如何呢？2018 年底，国家卫生健康委会同教育部、财政部组织开展了全国儿童青少年近视调查工作，本次调查共覆盖全国 1 033 所幼儿园和 3 810 所中小学校，总筛查人数 111.74 万，包括幼儿园儿童（6 岁）6.92 万，各年级段中小学生 104.82 万。结果显示，2018 年全国儿童青少年总体近视率为 53.6%，其中 6 岁儿童为 14.5%，小学生为 36.0%，初中生为 71.6%，高中生为 81.0%。我国儿童青少年总体近视发病形势严峻。据估计到 2050 年，全球人口的一半（大约 48 亿人）将受到近视的影响，近视防控任务艰巨。

调研发现，低年龄段近视问题比较突出。在小学和初中阶段，近视率随着年级的升高快速增长，小学阶段从一年级的 15.7% 增长到六年级的 59.0%，初中阶段从初一的 64.9% 增长到初三的 77.0%，小学和初中阶段是我国近视防控的重点年龄阶段。高三学生高度近视，也就是近视度数高于 600 度，在近视总数中占比达到 21.9%。高度近视是致盲性眼病之一，容易导致一系列严重的并发症，应该引起高度警惕和重视。

近视已经成为我国重要的公共卫生问题。针对严峻的近视防控形势，国家卫生健康委联合其他相关部委采取了积极的措施。

1. 建立健全防控工作责任制。

2. 规范儿童青少年屈光不正的诊断和治疗。

3. 加强儿童青少年近视相关监督检查。

近视除了因看不清楚影响生活质量，还会影响孩子未来参军、升学和择业，会给心理健康带来困扰，戴眼镜会给生活带来很多不便，此外还有很多大众不了解的危害。大家都知道高血压会增加中风和心肌梗死的风险，你知道吗？近视是许多其他眼部疾病的主要危险因素，比如白内障、青光眼、视网膜脱离和近视性黄斑病变等。近视不仅对自我认知、工作职业选择、活动选择和眼部健康产生负面影响，而且是世界上导致失明的主要原因之一。视网膜脱离（以下简称网脱）的年发生率随近视度数加深而增加：近视度数小于 475 度的近视患者中，网脱的年发生率为 0.015%，大于 500 度者为 0.07%，大于 600 度者为 3.2%。近视患者发生黄斑脉络膜新生血管的风险也很大，近视 100～200 度患者发生风险是正常人的 2 倍；300～400 度的风险是 4 倍；如果近视 500～600 度的话，风险就达到了 9 倍。虽然近视眼是常见病，但并不是一个小问题。通过有效的预防，能不近视最好不近视；如果无法避免近视，希望能尽可能晚点发生，度数越小越好。18 岁前把近视度数控制在 600 度以内，可以降低 74% 的白内障风险、67% 的青光眼风险、99% 的黄斑病变风险、98% 的视网膜脱离风险。这就是近视防控的意义！

我国近视发病率高，低龄化突出，成为重要的公共卫生问题，在国家层面不是小问题。近视不仅影响生活质量，影响参军、升学、择业，而且随近视度数加深，视网膜脱离、黄斑病变、白内障、青光眼等的发病风险随之增加！对个人来说也不是个小问题，应尽量避免发展成高度近视（图 3-1）！

本节要点

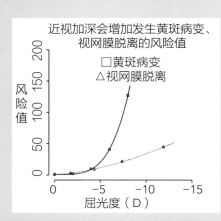

近视加深会增加发生黄斑病变、视网膜脱离的风险值

□黄斑病变
△视网膜脱离

图 3-1　随着近视度数加深，发生黄斑病变、视网膜脱离的风险会明显增高

（乔春艳）

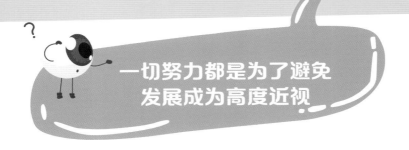

一切努力都是为了避免
发展成为高度近视

　　近视之后还需要继续注意保护眼睛，避免发展为高度近视。高度近视与很多严重的眼底并发症有关。例如眼轴进行性延长、近视度数逐年增高、眼球后段扩张，出现视网膜、脉络膜变化从而引起视功能障碍。

　　为了让大家认识到高度近视的危害，在这里介绍一下高度近视眼底病变的种类。

　　1. 豹纹状眼底　　由于视网膜变薄和萎缩，眼底血管暴露，使眼底呈豹纹样。

　　2. 玻璃体混浊

　　3. 后巩膜葡萄肿 *

　　4. 周边部视网膜变性及裂孔

　　5. 黄斑病变

　　6. 视网膜脱离

　　高度近视眼底病变治疗复杂。即使佩戴眼镜矫正，视力也很难达到正常标准。如果出现了病理性近视的并发症如黄斑病变、视网膜脱离等，甚至可以使视力突然恶化，严重者导致失明。

　　因此，预防近视的发生和发展，避免近视度数的过高、过快

---

* 注　后巩膜葡萄肿：病理性近视眼球明显延长，眼球后部变得明显薄弱，
　　后部的白色眼球（巩膜）的胶原纤维排列稀疏，像"葡萄形"膨出，
　　因颜色和形状类似所以叫"葡萄"肿。

增长尤为重要。高危患者应注意日常生活中，要坚持定期检查，配合医生进行积极治疗（图 3-2）。

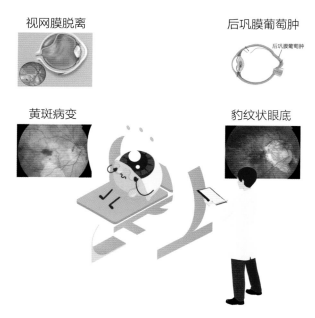

视网膜脱离

后巩膜葡萄肿

黄斑病变

豹纹状眼底

图 3-2　**高度近视会引起很多并发症，如黄斑病变、视网膜脱离、后巩膜葡萄肿等，定期检查非常重要**

本节要点

高度近视不同于低度近视，其主要危害在于其视网膜脱离等严重并发症，因此坚持定期检查，积极配合医生治疗尤为重要。

（康梦田）

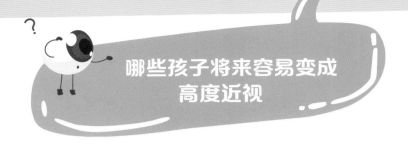

哪些孩子将来容易变成高度近视

每次孩子复查视力，看到近视度数又进展了，尤其是进展还挺快的时候，做父母的就会很焦虑。怎么办呀？大了以后发展成为高度近视怎么办呀？

哪些孩子发生高度近视的风险比较大呢？

最近有一篇广州中山眼科中心何明光教授的研究文章提示：7～8岁孩子就近视了，长大后高度近视的发病率大概是50%；如果9岁开始近视，将来高度近视的发病率约为30%；12岁以后才近视的孩子，发生高度近视的概率大约是5%。前后相差5岁，发生高度近视的概率相差了10倍！所以能不近视最好，如果近视无法完全避免的话，晚点近视一定好于早点近视。很多时候我们都说赶早不赶晚，**在近视这件事上，我要说赶晚不赶早，越晚出现近视越好！**

另外，有高度近视家族史、自幼眼压高的娃发生高度近视的可能性比较高。有高度近视家族史的娃应更早关注屈光状态，定期检查，积极预防和治疗近视。儿童青光眼患者，尤其是3岁内发病的先天性青光眼患者，高眼压会导致眼轴异常增长，出现高度近视。积极控制眼压非常关键！

本节要点

近视发生越早，进展为高度近视的风险越大。

（乔春艳）

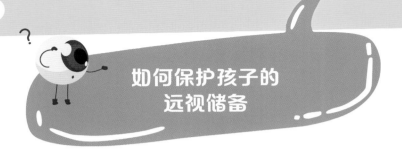

如何保护孩子的远视储备

前面我们讲到，孩子的视力有一个逐渐发育成熟的阶段。

其实，眼睛还有一个随着发育而变化的指标：屈光状态。

出生时，我们的双眼都是远视眼，属于生理性的远视。随后几年眼球继续生长和发育，远视度数继续逐渐减少，屈光状态逐渐向正视眼发展。当远视度数完全没有了，就是我们常说的"远视储备"耗尽了。

远视储备下降是近视出现的早期信号，现今的孩子们有更多接触电子设备的机会，近距离用眼时间长，导致孩子"远视储备"过早消耗，最终导致近视等问题出现。

孩子应该保留多少远视储备？不同年龄的孩子远视储备的程度不同。

3 岁前：+ 3.00D   8 岁：+ 1.00D

4 岁：+ 2.50D   9 岁：+ 0.75D

5 岁：+ 2.00D   10 岁：+ 0.50D

6 岁：+ 1.75D   11 岁：+ 0.25D

7 岁：+ 1.50D   12 岁：0D

医院的哪项检查可以检测远视储备呢？散瞳验光检查 *。例如散瞳验光的结果是 + 0.75D，说明孩子还有 75 度的远视储备。

提前保护孩子的远视储备非常重要，一旦近视很难逆转。

（康梦田）

---

* 注 散瞳验光：人眼的调节状况直接影响屈光的检测，因此为了准确获得人眼调节静止状态下的屈光不正度数，需做睫状肌麻痹验光。由于麻痹睫状肌的药物如阿托品，同时伴有散大瞳孔的作用，故称之为散瞳验光。

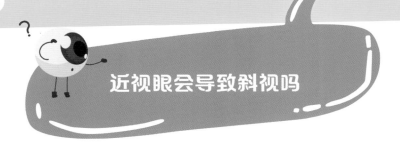

近视眼会导致斜视吗

斜视的病因是比较复杂的，为了便于大家理解，我们把近视和斜视的关系总结如下。

1. 孩子"斜眼看东西"不一定就是斜视，可能是近视。

2. 近视后长时间不戴眼镜，容易发生间歇性外斜视。

3. 高度近视容易并发斜视（图 3-3）。

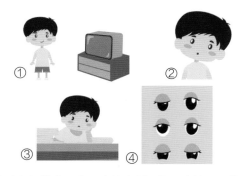

图 3-3　几种需要家长带孩子去医院检查斜视的异常情况：①电视在正前方，却要斜眼看电视。②喜欢歪头，经常歪向同一边。③跑神的时候眼睛也向外跑向两侧。④阳光下喜欢闭上一只眼，双眼注视方向不一样，喜欢眯眼。

> **本节要点**
>
> 近视后不戴眼镜或高度近视容易发生斜视，因此需要及时就医控制病情进展。

（康梦田）

近视的基因密码

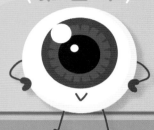

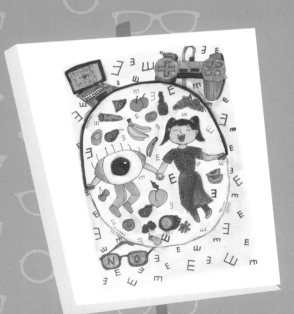

第 四 章

《快乐运动，远离近视》

作者：芦品予

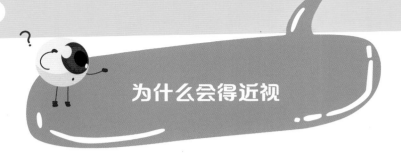

为什么会得近视

其实我从来没有奢望我的孩子不近视，我只是一直在努力，希望他近视发生得晚一些、再晚一些，希望未来不发展成为高度近视。为什么我的孩子一定会近视呢？其实**导致近视的原因是遗传和环境因素共同作用的结果。**

以人群为基础的研究表明，在屈光度变化中遗传因素的贡献至少占70%。父母双方都有近视的话，孩子的近视发病率明显增加（图4-1）。我和先生都是近视眼，从遗传的角度我们的孩子近视的概率是非常大的。

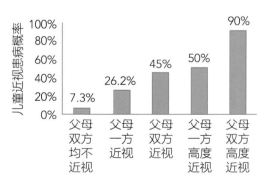

图 4-1　父母近视的人数与儿童近视患病的几率密切相关

除了遗传因素，环境因素在近视的发生、发展中也发挥着重要的作用。流行病学研究表明，近视在城市地区、专业人士、受过教育者、计算机用户、大学生中更为普遍。近距离工作和阅读可以导致近视。疫情以来，居家上网课加速了近视的发生、发展！孩子们居家学习期间，户外活动明显减少，同时使用电子产品的时间明显增加。目前，比较公认的**环境因素最重要的是近距离用眼时间过长和户外活动时间不足。**

目前研究表明，每天 1～2 小时白天户外活动对近视的预防非常有利；而长时间近距离用眼对近视预防非常不利。2020 年新型冠状病毒感染疫情期间上网课催生出了大量的"小眼镜"。作为城市里的学生，我家孩子近距离用眼时间不短，近视的发生在所难免，我的一切努力都是希望近视发生得晚一些，进展得慢一些。

近视是遗传和环境因素共同作用的结果。遗传因素不能改变，但环境因素是可变、可控的！后面我会具体说说我是如何防控近视的。

本节要点

近视是遗传和环境因素共同作用的结果。我们可以通过改变环境因素来防控近视。

（乔春艳）

爸爸妈妈近视，孩子一定会近视吗

本身已经有近视的父母经常担心会把近视遗传给孩子。近视是一种受遗传和环境因素影响的多因素疾病，因此爸爸妈妈近视，孩子也不一定会得近视。

不可否认，遗传基因在一定程度上影响着孩子近视的可能性。在同等条件下，父母一方近视的孩子与父母都不近视的孩子相比，近视发生的概率要高 2.1 倍；而父母双方都近视的孩子，发生近视的概率增长到了 4.9 倍。

此外，不同程度和原因的近视的遗传概率也是不同的。如果父母双方均是高度近视（600 度以上），那么孩子近视的概率要比父母均是低度近视大得多。

如果父母双方有近视，需要让孩子从小就树立科学用眼的意识：避免过早接触电子产品、减轻近距离用眼负荷、选择可以预防近视的户外活动（例如羽毛球、乒乓球、骑车）等，这样可以降低孩子的近视发病风险。如果发现孩子看东西时眼睛会眯眼、歪头、靠近等现象，可以尽早带孩子去医院检查。

　　在日常生活中，也要从小开始，让孩子保持正确的用眼习惯：比如"三个一"的写字姿势（眼睛与书本距离一尺，胸与桌子距离一拳，手握笔时和笔尖距离一寸），是很好的预防方法。在平时的饮食中也可以注意增加孩子的营养（具体参考本书的第七章的"如何吃出好视力"）。

本节要点

　　爸爸妈妈近视的孩子近视发病风险会增加，但并不是 100% 会得近视。通过从小树立科学用眼的意识，从生活、饮食、活动三方面入手，可以降低孩子的近视发病风险。

（康梦田　顾欣宇）

和父辈相比，现在的孩子近视越来越多，这是人类"进化"的结果吗

如今的信息化社会相较于茹毛饮血的原始人类，现代人身体结构、语言文化以及社会秩序等方面的改变是以数万年为单位进化的结果。事实上，随着人类社会经济、文化等方面的不断发展，人类基因层面的进化一直在发生，表现在体温、骨密度等各个方面。因此，近视人群的增多，在一定程度上也是人类进化的结果。

数字化时代，信息技术的迅猛发展使现代人拥有明确的社会分工，需要近距离用眼的精细作业也随之增多，近视力在进化中处于优势。因此，从社会进化的角度，近视是人类为了适应现代生活方式采取的一种进化策略，是伴随人类社会发展的必然趋势。

进一步分析孩子近视的社会成因可以发现，随着社会竞争的不断加剧和人们对高教育程度的普遍认可，越来越多的家长更关注孩子在读书、学习中的投入，而忽视了眼健康，一定程度上放

任了近视孩子的不断增多和孩子近视程度的持续加深。虽然这种重心分配可能在短时间内有助于孩子学习水平的提升，但却为孩子的眼健康埋下了深深的隐患，建议家长要格外引起重视，重新做好科学的规划与平衡。

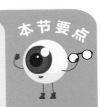

近视力是适应现代生活模式的一种进化策略，受到社会经济、文化、教育等多方面因素的综合影响。尽管如此，近视对人类眼健康的危害同样不容忽视。家长应在把握近视整体发展趋势的同时，进一步加强对孩子眼健康的关注，预防近视的发生。

（康梦田 甘嘉禾）

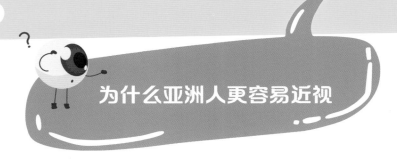

为什么亚洲人更容易近视

　　近视是一种常见的流行病，在全球范围内均有发生。预计到 2050 年，近视的人口会增加到 47.58 亿，占全球人口的 49.8%，也就是地球上一半的人都会近视。其中，亚洲人的近视患病率增长最为迅速。生活中我们常常观察到，许多亚洲孩子小小年纪就戴上眼镜，而在西方国家的孩子却少有这种现象。那为什么近视更"偏爱"亚洲人呢？

　　大多数疾病都受遗传和环境因素的双重影响，近视也不例外。近视的发生和遗传高度相关，在高度近视中，遗传因素起到了更为显著的作用。我国高度近视的发生为常染色体隐性遗传，即父母双方均为高度近视者，子女 90% 为高度近视；父母一方为高度近视者，子女 50% 为高度近视。亚洲人更容易发生近视可能与近视易感基因的表达和保护基因的沉默有关。

　　除遗传因素以外，近视患病率与不断增加的教育压力息息相关。有研究表明，生活在东亚的东南亚儿童比其他地区的东南亚儿童有更高的近视发病率。城市儿童的患病率是农村儿童的 2.6

倍。这是因为东亚地区尤其是城市的教育压力明显高于世界其他地区，这些地区的儿童在眼球发育的关键时期面临较大的学习负担，导致近距离阅读时间（包括阅读纸质课本和智能设备使用时间）的增加和户外活动时间的减少。并且随着受教育年限的增长，近视的患病率逐渐升高。

本节要点

遗传因素和环境因素的双重影响导致亚洲人更容易得近视。较大的学习压力导致近距离阅读时间增加和户外活动时间减少是重要的近视风险因素。

（康梦田　许文隽）

如果把孩子送去草原放羊，是不是就不会近视了

经常听到眼科专家在电视上说，如果能狠下心来，把孩子送去草原放羊，就能不得近视了，是这样吗？

在这里，专家提议的是一种极端的情况：让孩子 100% 的时间接触户外光照，0% 的时间接触近距离阅读，孩子在户外可以充分放松睫状肌，同时补充有益光线，改善血液循环，增加人体多巴胺的分泌，这样确实可以有效阻止眼轴增长，预防近视的发生。

但如果是城市的孩子，现实中可能很难做到 100% 的时间接触户外光照。我们通过问卷调查发现，城市孩子具有室内活动的倾向性，除了日常学习之外，休闲活动大多也选择在室内，例如80% 的家长会选择绘画、书法、弹琴作为孩子的课外兴趣活动，这些"半米范围"用眼距离的项目都属于近距离活动。

其实除了送孩子去放羊之外，眼科医生还有很多更易于操作的建议。

1. 把"半米范围"用眼距离的近距离项目变成中等距离项目，比如把网课投屏到电视机上，强制拉远用眼距离。

2. 为孩子选择羽毛球、乒乓球这类可以放松眼部肌肉的体育运动。

3. 如果能够在室外接受阳光，就不选择在室内进行的运动，周末尽可能多地鼓励孩子到户外去活动，例如跳绳、骑车、跑步、去公园写生，放风筝等。

上述方法已经通过科学验证，可以减轻孩子的用眼疲劳，延缓近视进展。（图 4-2）

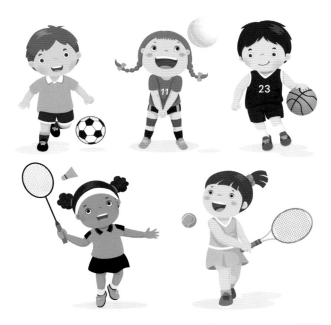

图 4-2 多参加户外活动和球类运动可以帮助孩子预防近视

本节要点

建议城市家长鼓励孩子增加户外活动，预防近视的发生。

（康梦田 顾欣宇）

为什么有人
用眼很多也不近视

　　近视的形成受遗传、营养、睡眠、生活习惯以及用眼情况等多方面因素的共同作用，任何单一方面都不能完全预测近视的发生、发展，因此我们在生活中会发现有人用眼很多也不近视、有人很少用眼却早早戴上了眼镜……

　　我们在"安阳儿童眼病研究"中发现，有 1/5 的孩子从上小学开始一直到中学毕业都没有发生近视，这部分孩子的眼轴仍然随着生长发育而增长，同时晶状体也随着眼轴增长而匹配性地降低了屈光度，被我们称为"正视眼"。

　　那么，如何才能达到这种"一直完美的"正视状态呢？目前，我们正在开展的相关基因研究已经确定了一些和近视相关的基因位点，也正在寻找"不近视"的基因，希望从基因角度探索能够有效预防和治疗近视的方法。如果未来基因治疗手段在近视领域能够得到应用，那么能够保障更多孩子在认真读书学习的同时拥有好视力，这将会是一项重大的突破。

　　有的人可能会问，我家里没有近视遗传基因，我是不是可以随便看书、玩电脑都没关系呢？

　　答案是否定的，近视由遗传和环境因素共同决定，我们同样不能忽视后天用眼习惯对视力的影响。由于现代生活方式的改变，越来越多的人持续近距离用眼，睡眠和户外活动时间缺乏，造成双眼超负荷工作而得不到有效休息，导致即使成年后近视度数仍持续增长，这些都源于近视的环境因素。

因此，我们需要鼓励孩子从小养成良好的用眼习惯，尽可能减少后天环境因素对视力的影响，从而有效预防近视。

本节要点

近视的形成受多因素综合影响，不单单与用眼情况有关，因此会出现有的人用眼很多却不近视的现象。尽管如此，后天的用眼习惯同样在近视的形成乃至预防过程中都发挥着至关重要的作用，因此我们更应该科学用眼、爱眼、护眼，养成良好的用眼习惯，从而有效预防近视的形成或加深。

（康梦田）

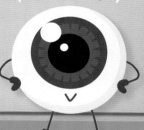

如何及早发现孩子的视力异常

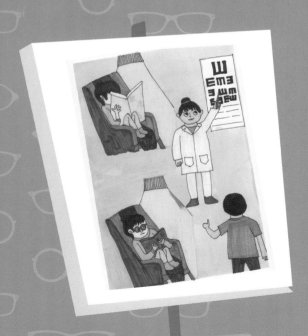

第 五 章

《看看你近视了吗》
作者：芦品予

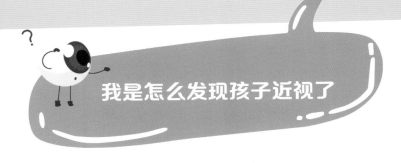

我是怎么发现孩子近视了

近视是逐渐出现、隐匿发生的，如果孩子不主动说、家长不细心观察，不容易早期被发现。

家长发现孩子近视大多是通过以下三种途径：家长的观察、学校的体检，或是孩子自诉。

1. 家长比较细心，通过观察发现孩子视力或行为异常，比如喜欢眯起眼睛看东西，喜欢凑近去看电视，书本距离眼睛比较近，看不清车站牌，喜欢歪头看东西等。

2. 通过学校常规体检发现视力没有达到正常的 1.0（对数视力表是 5.0）是比较常见的，学校提醒家长应该带孩子检查眼睛。但有的孩子会偷偷背诵视力表，小时候我班同学就有这样做的。我遇到过这样的病例，在学校查视力一直都很好，但到医院一查已经近视 300 度了。所以不能只依赖学校的视力检查。

3. 孩子主动和家长、老师说上课看不清黑板。但是如果视力轻度下降，或单眼视力下降，不容易被察觉；而且有些孩子即使有视力下降，因为害怕批评或不当回事，也不会主动和家长、老师说。有时候说了也没有引起家长的足够重视。（图 5-1）

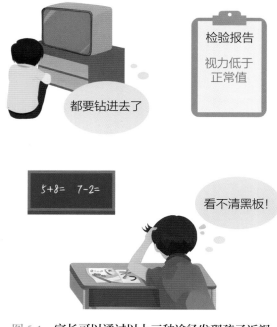

图 5-1　家长可以通过以上三种途径发现孩子近视

　　以上途径家长都比较被动，我的做法更积极主动。作为眼科医生，我有定期给孩子检查眼睛的习惯。基本是每半年到医院检查一次，安排在寒假和暑假，不仅检查视力，还监测眼轴的变化。所有检查结果保留好，建立眼屈光发育档案，比较前后指标的变化，及早发现了孩子近视的苗头。我是在 2020 年暑假常规检查时发现孩子近视了。之前我没有发现他有近视的症状，因为疫情不上学在家上网课，也就没有学校的常规体检，孩子自己也没有发现视力下降。前面说的三种发现近视的途径对我都没有帮助，恰恰是定期眼科体检帮助了我！因为发现得早，所以近视度数不高，及时干预，至今进展不快。所以我特别推荐大家和我一样，**主动做眼科检查，建立眼屈光发育档案**，做到一切了然于胸，积极主动应对。

我在门诊中经常会遇到一些孩子来医院检查时就已经是中度近视了（300～600度），家长会问我：怎么一下子就近视这么重了呢？其实，疾病不是突然发生的，而是突然被发现了！发展到这个程度不是一两天的事儿，一定是经过一段时间逐渐发展而成的。家长面对孩子近视，甚至已经是中高度近视了，都难以接受。如果能及早发现，及时干预、矫正，一定不会发展得这么快！家长们很后悔，但眼球的发育和近视的发生、发展都是不能逆转的。为了不吃后悔药（也没有后悔药可吃），及早发现近视的苗头是必须的！**建议家长们养成定期给孩子们检查视力的习惯！** 如果不方便来医院，可以在家里放一个视力表，每隔一段时间就检查一下视力，同时细心观察孩子的用眼状况，出现视力下降的苗头就应及时到正规医疗机构进行检查，这样有助于做到早期发现、早期诊断、早期治疗，让近视发生晚、进展慢！

建议养成定期检查视力的好习惯！可以利用寒暑假到医院检查视力、屈光度、眼轴等，给孩子建立眼屈光发育档案。

（乔春艳）

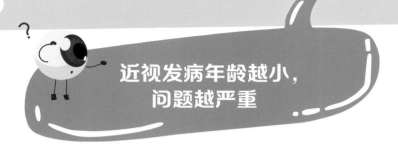

近视发病年龄越小，问题越严重

近年，我国近视呈现出"发病年龄提前、患病率急剧上升、近视程度高和进展快"的特点。有些家长可能会觉得，近视了戴眼镜不就好了，或者等到成年之后做近视眼手术，其实不是这样的。

发病年龄越小，发展成高度近视的概率越高。当孩子在年龄较小出现近视症状时，如果不及时控制，将更容易出现玻璃体液化、视网膜脱离、弥漫性脉络膜视网膜萎缩等眼底并发症，严重者将导致失明，对视力造成不可逆的损害。（图5-2）

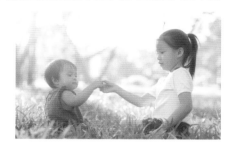

图 5-2　预防近视，从小抓起

本节要点

近视发病年龄越小，发展为高度近视的风险越高，越容易出现眼底并发症。

（康梦田）

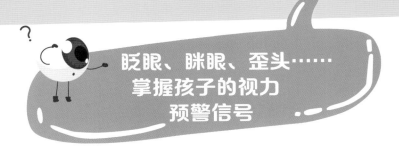

眨眼、眯眼、歪头……
掌握孩子的视力
预警信号

　　尽早发现孩子的视力异常，强调的是"早"。为什么要尽早发现呢？就像我们养花种树一样，在生长期提前发现异常，松土施肥，才能让小苗更好地生长，变成参天大树。养孩子也是这个原理，在孩子发育期及时发现视力异常，采取有效的干预措施，此时孩子的眼睛具有一定的可塑性，通常是越早发现，治疗效果越好。那么，哪些表现提示孩子已经有视力问题了呢？作为家长的我们平时应注意些什么呢？下面我们来一起了解一些早期视力异常的常见症状。

　　1. 看近物时贴得很近　如果孩子读书写字或看电子产品时眼睛离物体很近，喜欢趴着写作业，这时候就应该警惕孩子是不是出现了近视，需要及时就医并改正用眼习惯。

　　2. 看远处时感到模糊　这是近视最常见的表现。当孩子反映看不清黑板上的板书或抱怨屋里光线暗、看不清远处或电视屏幕上的字时，就应该开始注意孩子的视力了。

　　3. 看远处时经常眯眼　近视的孩子经常眯眼看物体，因为眯眼时可以消除部分角膜散光、遮挡部分瞳孔形成"针孔效应"，相对提高了远处物体的清晰度，从而感觉看东西更清晰。

　　4. 看东西时经常歪头　有些孩子会歪着头看物体，通常是把视力较好的眼放在主导位置，例如趴着写作业，看电视时候偏头，这样做是为了用好眼看得更清楚，另外斜视、眼球震颤等也可能会导致孩子歪着头看物体。

5. **频繁眨眼**　除了上述一些比较明显的症状，孩子在看东西时常常眨眼，或者眼球有一些不正常的运动等，都提示孩子的视力已经出现了问题，无论是滴眼药水缓解疲劳还是尽早检查配镜，都需要我们尽早采取行动了。（图 5-3）

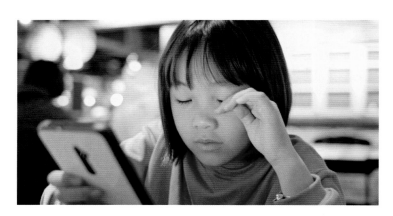

图 5-3　揉眼是常见的视疲劳症状之一

视远模糊、眨眼频繁，以及常近距离、眯眼、歪头视物等症状都提示我们，孩子视力可能出现异常，需要及时就医检查。

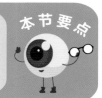
本节要点

（康梦田）

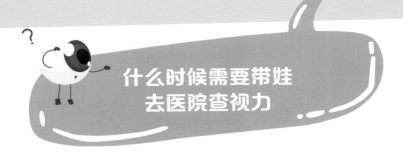

什么时候需要带娃去医院查视力

专家建议，从 3 岁起每年进行视力检查，特别是当发现孩子有视力下降、屈光问题时，通常是 3 ~ 6 个月到医院复查一次。

3 ~ 5 岁是所谓的远视储备期，这期间，孩子的屈光系统在快速发育，在这个阶段，保护用眼和建立正确的用眼习惯是关键。许多学龄前儿童由于年龄过小，难以发现自己视物不清的情况，或者发现了却难以表达，因此家长往往很难发现孩子的视力问题。幼儿园会组织孩子每年查一次视力，帮助我们筛查出视力异常的孩子。对于已经检查发现视力异常的孩子，建议去医院进一步检查散瞳后屈光度。对于正在进行近视治疗的孩子通常是 3 ~ 6 个月到医院复查一次。

6 ~ 9 岁是近视潜伏期，在这个阶段，晶状体的快速发育，可以补偿眼轴的增长。这个阶段也是孩子们步入小学的时间，用眼的频率急剧上升。在此期间，除了教孩子注意读书期间间断休息，保证正确的用眼姿势，还需要带孩子进行充足的户外活动。除了学校每年定期一次的视力检查之外，建议家长寒暑假带孩子到医院检查屈光度和眼轴长度。

10 岁开始一直到 18 岁左右，是近视的高发期，这期间，学校基本会组织每年一次的视力检查，发现孩子近视之后，家长不要慌张，带孩子到医院进行散瞳后屈光度检查，明确真性近视还是假性近视，配好第一副眼镜。

除了学校每年一次的视力筛查外，家长可以每年带孩子到医院检查一次视力和屈光度，对于已经发现异常的孩子通常是 3～6 个月到医院复查一次。

本节要点

（康梦田）

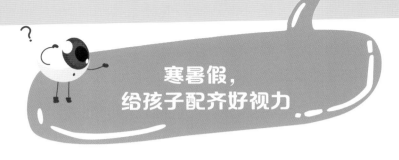

寒暑假，
给孩子配齐好视力

有人说"新学期，给孩子配齐好视力。"每次新学期开始，都能遇到一些爸爸妈妈带着孩子匆匆忙忙到医院给孩子看眼睛。开学伊始成了"视力问题"的爆发期。但是我特别想说：不要等到（快）开学了，才想起来去给孩子检查眼睛、验光、配眼镜，孩子一放假就应该做这件事。

因为青少年配镜前都需要散瞳验光，瞳孔散大期间会影响近距离阅读用眼，影响读书、写作业。散瞳药物分两种（详见第六章的"如何选择快散和慢散"），使用快速散瞳药物大约 6～8 小时后瞳孔恢复正常，对学习影响小一些；但是低龄儿童、初次验光、有远视和散光的孩子都需要使用阿托品慢散，慢散后需要 3 周左右的时间瞳孔才能恢复正常，这期间一定会影响孩子的学习。我遇到好几次，开学伊始家长带孩子来看眼睛需要使用阿托品慢散，家长纠结于用阿托品还是不用阿托品，左右为难，用上吧，会影响孩子 2～3 周的学习，不用吧，又怕验光结果不准确影响孩子的眼睛，有时候不得已妥协使用快散，但验光结果的准确性无法保证。

配眼镜和买服装鞋帽不同。买服装鞋帽试试合适，一手交钱一手交货就买回家了。但配眼镜需要眼科专业的检查，从散瞳验光、复验检查到眼镜制作都需要时间，需要个体化的"量身定制"，不可能一天完成。所以不是"新学期，给孩子配齐好视力"，而是"寒暑假，给孩子配齐好视力，提前为新学期做好准备"。我每次都是利用寒暑假的时间给孩子检查眼睛和牙齿，而且为了避开寒暑假就诊高峰，孩子一考完试还没放假就来医院完成了相关检查。（图5-4）

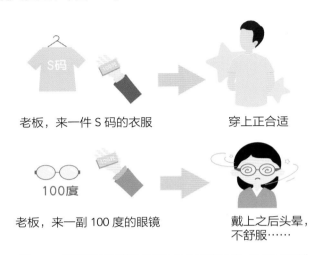

老板，来一件S码的衣服　　　穿上正合适

老板，来一副100度的眼镜　　　戴上之后头晕，不舒服……

图5-4　配眼镜需要通过眼科专业医学验光"量身定制"

一放假就完成检查还有个好处，我们了解了孩子的屈光状态，如果发现近视进展较快的话，寒暑假期间就有意识地增加户外活动时间，尽量减少近距离用眼时长，让眼睛得到充分放松和休息。

总之，**千万不要等到（快）开学了才去查眼睛，假期规划要做好，视力检查要赶早。寒暑假，给孩子配齐好视力！**

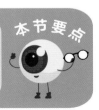

寒暑假一放假就应该去检查眼睛，不要等到（快）开学了才去。

（乔春艳）

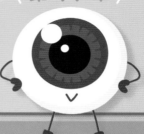

第 六 章

发现孩子视力下降了，
需要做哪些检查

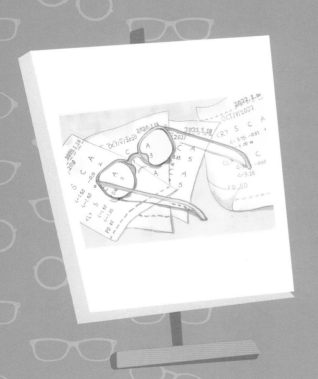

《定期检查很重要》

作者：时天真

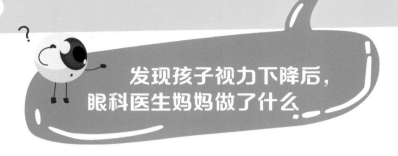

发现孩子视力下降后，眼科医生妈妈做了什么

定期进行眼科检查发现孩子视力下降后，我做的第一件事就是散瞳验光。

什么是散瞳验光呢？为什么要散瞳验光？散瞳验光对眼睛有不好影响吗？以前做过散瞳，这次还需要散瞳吗？这些都是家长们最常问的问题。

验光是明确眼睛屈光状态的检查，分为显然验光 * 和散瞳验光。显然验光是在自然状态下进行的验光检查。18 岁以上成年人使用显然验光就可以。儿童青少年睫状肌调节能力强，需要使用睫状肌麻痹剂使睫状肌充分松弛，从而获得准确的屈光度数。使用睫状肌麻痹剂会同时出现瞳孔散大，所以又称散瞳验光。瞳孔散大不是目的，而是伴随表现，目的是松弛睫状肌。有的孩子因为先天眼疾，瞳孔原本就是大的，但验光时仍然需要使用睫状肌麻痹剂来松弛睫状肌。**18 岁以下初次验光检查都应该散瞳验光！**

散瞳验光又分慢速散瞳（简称慢散）和快速散瞳（简称快散）。所谓快散就是散瞳药物起效快、维持时间短，临床上常用的是 0.5% 复方托吡卡胺滴眼液和 1% 盐酸环喷托酯滴眼液。0.5% 复方托吡卡胺滴眼液使用后半个小时左右瞳孔散大，大约 6 ~ 8 小

---

* 注 显然验光：在被检者的初始屈光度数的基础上，即在检影验光或电脑验光的基础上，根据被检者主观反应或判断，确定被检者的眼屈光状况，称为显然验光，又称为主觉验光。

时瞳孔恢复正常。1.0% 盐酸环喷托酯滴眼液用药后半小时也可进行散瞳验光，但需要 1~3 天瞳孔才能恢复正常。相比于快散，慢散起效慢，睫状肌麻痹效果更充分，作用时间更持久，需要 3 周左右瞳孔才能恢复正常。慢散常用的是 1% 阿托品滴眼液 / 眼用凝胶，属于强效睫状肌麻痹剂，需要连用 3 天后第 4 天进行验光。

睫状肌麻痹剂及其浓度的选择应根据儿童的年龄、屈光状态、是否有内斜视以及既往睫状肌麻痹验光史而定。**所有儿童初次验光均应在睫状肌麻痹下进行散瞳验光**，6 岁以下儿童初次验光应使用强效睫状肌麻痹剂。年幼远视眼儿童验光应首选 1.0% 环喷托酯滴眼液或 1.0% 阿托品滴眼液，近视眼儿童或不伴有内斜视的年长远视眼儿童验光，可选择使用 1.0% 托吡卡胺滴眼液或 0.5% 复方托吡卡胺滴眼液进行睫状肌麻痹。内斜视儿童初次验光应使用强效睫状肌麻痹剂，如 1.0% 阿托品滴眼液等。验光前应经过医生检查，由医生来决定使用哪种睫状肌麻痹剂。

我家孩子快 13 岁了，为了准确了解屈光状态，我选择用 0.5% 复方托吡卡胺滴眼液快速散瞳，每隔 5 分钟点 1 次，点 3 次后等半个小时待瞳孔充分散大后进行验光检查，大约 6~8 小时后瞳孔恢复正常。不会影响后续的生活和学习。

散瞳验光对青少年是必须的，是不可省略的一步。后面我们还会专门说说散瞳对眼睛有伤害吗？

> 青少年发现视力下降，一定要散瞳验光！睫状肌充分麻痹后（表现为瞳孔散大）才能准确评估屈光状态。

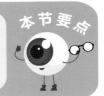

本节要点

（乔春艳）

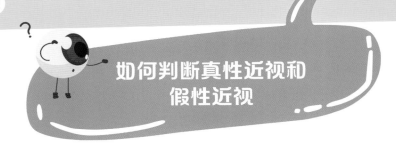

如何判断真性近视和假性近视

　　近视分真假，孩子视力下降不一定都是真性近视，也有可能是假性近视。如何判断真假呢？散瞳验光显神威！如果散瞳前显然验光检查有近视，散瞳后验光检查没有近视度数了，这种就是假性近视，是睫状肌痉挛所致，使用睫状肌麻痹剂后"近视"就消失了。如果散瞳后验光检查还有近视度数，就是真性近视。

　　一旦是真性近视是很难恢复正常的，所以请不要相信市场上所谓可以彻底治愈近视的虚假宣传。青少年正规的初次验光检查必须散瞳，如果是假性近视的话，不散瞳就做验光检查，可能会高估近视的度数，导致过矫，草率戴上眼镜会对眼睛发育产生不良影响。各位家长朋友们，千万不能怕麻烦、图省事！也不必谈散瞳变色（图6-1）！

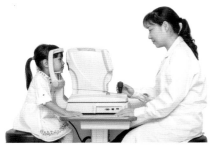

图 6-1　通过散瞳验光可以判断真假近视

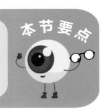

本节要点

近视分真假，散瞳验光来辨别！

（乔春艳）

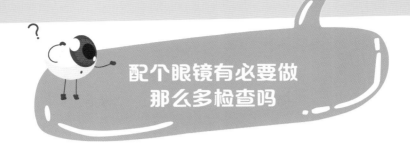

配个眼镜有必要做
那么多检查吗

　　我们在医院验光配镜时所涉及的检查主要分为两类，视力检查和验光检查。

　　视力检查是体检时进行近视初筛常用的方式，被检查者站在离视力表一定的距离处，通过对视力表上字母开口方向的辨认，测得视力结果。如果小朋友的表述能力有限或检查时心情不好，也会影响最终结果。

　　验光检查是电脑自动验光技术和检影验光技术相结合，用以检查眼睛屈光度的方法，可以在一定程度上保证配镜的客观准确性和主观舒适性。**验光分为显然验光、快速散瞳验光、阿托品散瞳验光、散瞳后复验、插片验光。**医生会根据视力检查情况，结合孩子年龄，帮助选择验光方式。

　　验光配镜不是小事，眼镜度数不准确会增加孩子视物时的用眼强度，易导致用眼疲劳，还会加深近视程度。**规范的医疗机构，采用的是医学验光，配镜前需要进行眼位检查、双眼单视功能、调节功能、集合功能的检查，由具备专业资质的验光师进行操作。**（图 6-2）

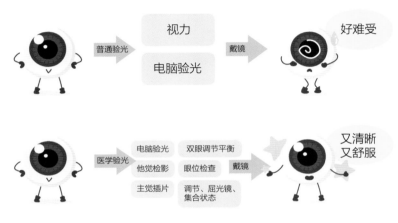

图 6-2　普通验光和医学验光的区别

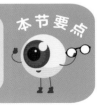

本节要点

配镜检查种类很多，对保证眼镜度数准确至关重要。

（康梦田）

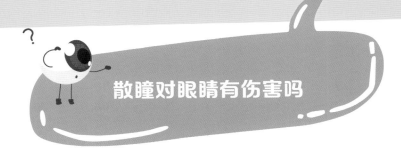

散瞳对眼睛有伤害吗

很多家长谈散瞳变色，提及要散瞳就提心吊胆、顾虑重重。其实大可不必，如前所述，我发现自己孩子视力下降后毫不犹豫地进行了散瞳验光，由此可见散瞳验光对眼睛没有什么危害。其实读书、写字时睫状肌处于调节状态，持续工作睫状肌会疲劳，甚至痉挛。散瞳验光是通过药物让睫状肌松弛，实际上就是让眼睛充分休息一下，对眼睛是有好处的，何乐而不为呢？

但是药三分毒，散瞳药物也有不良反应，主要包括以下方面。

1. 因为瞳孔散大了，进入眼内的光线增多，会出现怕光，建议出门时戴上太阳镜和太阳帽，避免使用电子产品。

2. 睫状肌松弛不工作了，眼睛没了调节力，会出现视近模糊，读书、写字、画画、弹琴等近距离用眼都比较困难。

所以，散瞳后尽量避免近距离用眼。待瞳孔恢复正常后，怕光和视近模糊的症状也就随之消失了，不会产生长久的影响。

除了散瞳验光检查，为了防控近视，常用的低浓度 0.01% 阿托品滴眼液也有散瞳作用。但持续时间较短，临睡前用药，一般不影响第二天正常用眼。

不是所有人都可以使用散瞳药物，前房浅、房角窄的患者散瞳要慎重，这个需要医生来评估，所以散瞳验光前需要做常规眼科检查。（图 6-3）

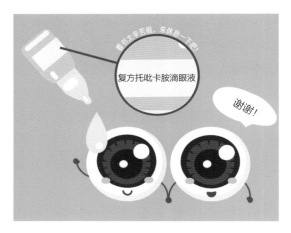

图 6-3　散瞳可以帮助睫状肌临时放松，不会产生长久影响

为了准确评估青少年的屈光状态，必须散瞳，散瞳对眼睛没有明显的伤害，还可以帮助眼睛充分休息。散瞳后短时间怕光和视物模糊会自行恢复。

（乔春艳）

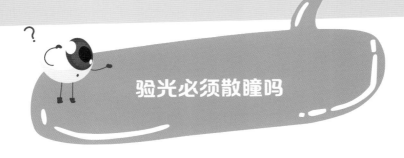

验光必须散瞳吗

孩子体检发现视力下降，到医院检查时，医生说需要"散瞳验光"，有必要吗？可以不散瞳直接验光吗？

散瞳验光就是睫状肌麻痹验光，通过点一种放松睫状肌的眼药水，从而放松眼部的调节，可以用于区分真性近视和假性近视、明确配镜最合适的度数。散瞳除了放松睫状肌之外，还有瞳孔散大的作用，因此散瞳当天可以给孩子准备墨镜或者帽子进行避光。

一般而言，18 岁以下的儿童及初次验光都需要做散瞳验光检查。

青少年和儿童的眼睛调节力较强，验光时如果不进行散瞳，睫状肌可以进行代偿调节，容易出现远视佩戴的眼镜度数过低，近视佩戴度数过高的情况。而佩戴度数偏高的眼镜会使眼睛的睫状肌持续处于高度紧张状态，使视疲劳加重，导致近视进展加快。这也是很多小朋友抱怨戴了眼镜，眼睛反而更加难受的原因之一。

目前，散瞳验光是国际上诊断屈光不正的金标准，也是青少年、儿童验光检查必不可少的一步。

> 散瞳验光检查可以通过放松睫状肌，明确孩子眼睛的真实度数，是青少年、儿童验光检查必不可少的一步。

本节要点

（康梦田）

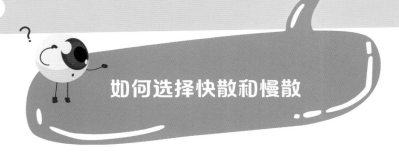

如何选择快散和慢散

散瞳包括两种方式：快速散瞳（简称"快散"），慢速散瞳（简称"慢散"）。

由于 6 岁以下的儿童睫状肌的调节力更强，普通的快速散瞳药无法使眼睛睫状肌达到充分放松的状态，则需要用阿托品眼用凝胶这种放松效果更强的散瞳药物来减少眼睛调节对散瞳效果的影响。

下面详细介绍一下"慢散"和"快散"的方法。

1. 慢散　指用 1% 阿托品眼用凝胶滴眼后进行散瞳验光的方式。

用这种方式散瞳需要先去医院开具处方药阿托品眼用凝胶，然后在家点药：双眼 2～3 次 / 天，连用 3 天，点药后需要指压泪囊处不让药液流到鼻腔，按压 5 分钟。第 4 天到医院做散瞳后验光检查。复验时间为第 28 天。

慢散的恢复时间大约为 1 个月，恢复期间孩子看近物不清楚，在户外明亮光线下需要佩戴墨镜。

慢散适用于 6 岁以下睫状肌调节力较强的儿童，尤其是远视、斜视和弱视的儿童，首选阿托品眼用凝胶散瞳。

2. 快散　指用复方托吡卡胺滴眼液滴眼后进行散瞳验光的方式。

这种散瞳方式在医院进行点药：每隔 10～20 分钟点眼 1 次，连续点 3 次，最后一次点眼 30～40 分钟后进行验光。

快散的恢复时间为 6 ～ 8 小时，恢复期间孩子看近物不清楚，在户外明亮光线下需要佩戴墨镜。

快散适用于 12 ～ 40 岁人群，临床上可用于 6 ～ 12 岁近视儿童的非初次散瞳验光。

总的来说，快散和慢散主要区别是瞳孔散大之后恢复到正常所需的时间，12 岁以下，特别是 6 岁以下的孩子，眼睛的肌肉调节力很强，一般建议第一次验光时用慢速散瞳。（图 6-4）

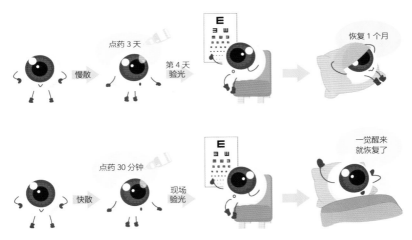

图 6-4 **快散和慢散的区别**

慢速散瞳适用于 12 岁以下，特别是 6 岁以下的近视儿童，持续时间约 3 周，但更为准确。快速散瞳适用于 12 ～ 40 岁人群，一般持续 6 ～ 8 小时。

（康梦田）

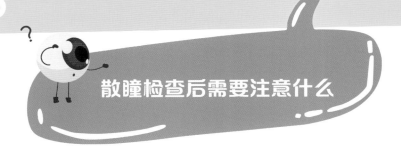

散瞳检查后需要注意什么

散瞳后，将出现一段时间的视物不清晰，这属于正常现象，但也需要注意保护眼睛，减少恢复期间的眼睛不适。

1. 散瞳后眼睛会怕光，特别是室外比较强的光线，会引起不适，需要我们在散瞳后至视力恢复期间避免直视强光，如需外出，记得佩戴墨镜或遮阳帽。

2. 近距离用眼，例如看书、看手机不清楚是正常现象，所以在瞳孔散大以后要尽量减少近距离用眼。

3. 散瞳恢复期间视物模糊，对小孩要注意看护，避免碰伤。

4. 用药后如果出现眼睛充血、红肿、皮疹是过敏反应，出现发烧、面红、口干、呼吸及心率加快等为阿托品中毒反应，要及时到医院进行治疗。（图 6-5）

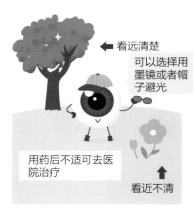

看远清楚

可以选择用墨镜或者帽子避光

用药后不适可去医院治疗

看近不清

图 6-5　散瞳后看近不清楚，阳光下注意戴墨镜或者戴帽子避光

本节要点

散瞳后应注意避免直视强光和近距离用眼。

（康梦田）

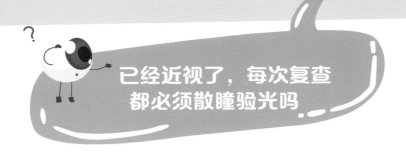

已经近视了，每次复查都必须散瞳验光吗

　　屈光不正患儿具有较强的调节力，且年龄越小调节力越强。长期处于屈光调节状态，导致睫状肌持续收缩，悬韧带松弛，晶状体变凸，影响验光结果。因此，需要采取散瞳减少验光误差。散瞳验光的目的不是为了散大瞳孔，而是为了解除睫状肌的调节，使验光结果更加准确，瞳孔散大是因为瞳孔括约肌麻痹而引起的。散瞳是安全的，不会对眼睛造成损害。

　　根据使用睫状肌麻痹剂作用的时间，分为快速散瞳验光和慢速散瞳验光。快速散瞳一般应用复方托吡卡胺滴眼液，散瞳后瞳孔完全恢复大概需要 6 ~ 8 小时；慢速散瞳则应用 1% 阿托品眼用凝胶，其解除调节效果较好，但瞳孔恢复较慢，完全恢复需要 3 周。但由于阿托品眼膏使用方法繁琐、瞳孔散大时间长、全身不良反应较托吡卡胺多，且对患儿生活、学习造成一定影响，因此患儿及家长对其接受度及依从性较差。应用复方托吡卡胺进行快速散瞳验光，具有快速、方便、全身不良反应少等优点，但有研究认为，其睫状肌麻痹不够充分，部分儿童在用药后仍存在调节，可能会影响验光结果的准确性。

　　通常来说，区分真性及假性近视、首次配镜、远视、调节较强及较大散光度数的患者需要进行散瞳验光来指导配镜。研究表明，对于 6 岁以下的近视、10 岁以下较大度数的散光、12 岁以下低度远视及 12 岁以上中高度远视的患儿，应采取慢速散瞳验光；其余患者可采取快速散瞳验光。对于已经诊断近视且长期佩戴眼镜的学龄儿童及青少年来说，每 6～12 月应进行一次复查，若患者近视度数增长不快（非进展性近视：≤ 0.5D/ 年，即每年度数增长不超过 50 度），且眼轴变化不大，则可进行显然验光指导配镜；否则，需结合眼轴及 NRA/PRA（负相对调节 / 正相对调节）等检查辅助判断是否需要再次散瞳验光。

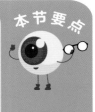

区分真性及假性近视、首次配镜、远视、调节较强及较大散光度数的患者需要进行散瞳验光来指导配镜。其中，8 岁以下的近视、10 岁以下较大度数的散光、12 岁以下低度远视及 12 岁以上中高度远视的患儿，应采取慢速散瞳验光。

（乔春艳）

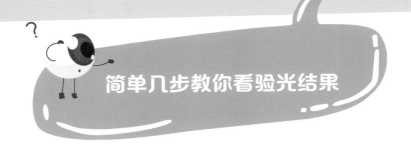

简单几步教你看验光结果

很多家长拿到电脑验光单和配镜处方单时，对上面的术语和数字一头雾水。下面将简要介绍一些验光单的解读方法，方便家长们对孩子视力进行初步判断。

第一步：区分左眼和右眼

"R"代表右眼；"L"代表左眼。

第二步：区分近视和远视

"S"代表近视或远视度数，"–"表示近视，"＋"表示远视。

第三步：看有没有散光

"C"代表散光度数；"A"代表散光轴位。

近视或远视度数、散光度数和散光轴位一般会连续测量 3 次，因此会出现 3 行数据，紧接着第 4 行数据为前 3 次测量的平均值（图 6-6）。

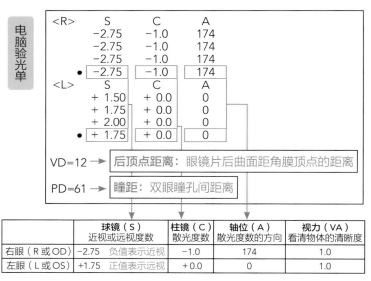

	球镜（S） 近视或远视度数		柱镜（C） 散光度数	轴位（A） 散光度数的方向	视力（VA） 看清物体的清晰度
右眼（R或OD）	-2.75	负值表示近视	-1.0	174	1.0
左眼（L或OS）	+1.75	正值表示远视	+0.0	0	1.0

图 6-6　"S：-2.75"表示近视度数 275 度；"C：-1.0"表示近视散光 100

度；"A：174"表示散光轴位于 174 度位置

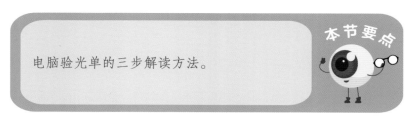

电脑验光单的三步解读方法。

本节要点

（康梦田）

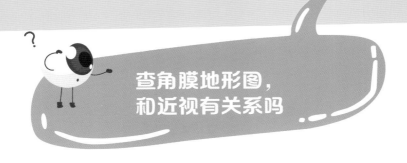

查角膜地形图，
和近视有关系吗

为什么近视眼需要做角膜地形图检查？大家去医院做眼科检查时经常会看到像地球仪一样的彩色报告，角膜地形图检查有什么作用呢？

角膜地形图主要用于：①屈光手术术前、术后检查；②角膜塑形镜（OK镜）*配镜；③角膜前后表面的形态分析。

角膜地形图也称计算机辅助的角膜地图分析系统，是通过计算机处理系统对角膜形态进行数字化分析，并将所获得的信息以不同特征的彩色形态图表现出来的一项影像学检测方法，在临床中可用于检测角膜的屈光状态（图6-7）。

角膜地形图可以为我们提供很多信息：①角膜厚度；②角膜曲率；③角膜形态。

角膜地形图能够显示角膜厚度和角膜曲率，对于圆锥角膜的筛查有重要意义。圆锥角膜是一种角膜的先天性发育异常，表现为局限性的圆锥样突起伴角膜基质变薄，可导致严重的不规则散光和高度近视，是角膜屈光手术的绝对禁忌证。此外，角膜曲率过大或过小也不适合进行角膜屈光手术，因此角膜地形图检查是屈光手术必查的项目，屈光手术后行角膜地形图检查，对手术效

---

*注 角膜塑形镜（OK镜）：是一种高透氧的硬性角膜接触镜，镜片基弧较角膜中央曲率平坦，通过机械压迫、镜片移动的按摩作用及泪液的液压作用压平角膜中央形状，从而达到暂时性矫正近视的目的。

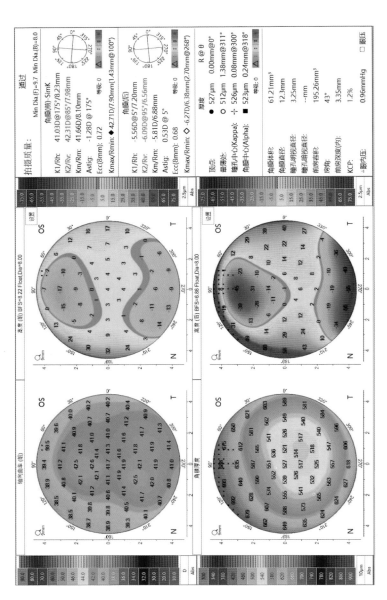

图 6-7　角膜地形图检查

果的评价和角膜愈合的动态观察均具有重要的临床意义。

　　角膜塑形镜验配前行角膜地形图检查，可帮助判断是否适合佩戴塑形镜，通过对角膜形态及散光的分析，进行针对性的试戴和评估。在佩戴角膜塑形镜后的复诊中，角膜地形图能直观地反映塑形后的角膜形态，对验配效果进行评估，镜片是否偏松或偏紧，也可判断有无镜片偏位等不良情况。

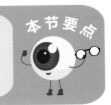

本节要点

　　角膜地形图检查是近视眼的常用检查项目。

（许文隽　康梦田）

如何预防近视

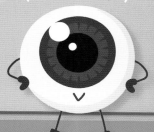

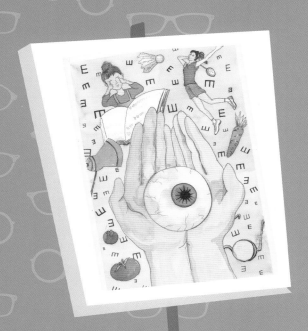

第 七 章

《护眼行动》

作者：时天真

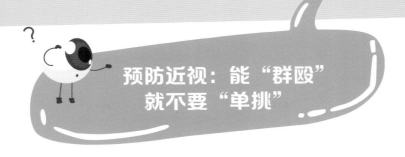

预防近视：能"群殴"就不要"单挑"

目前，被证实的对防控近视有用的措施是户外运动、低浓度阿托品、角膜塑形镜（OK 镜）和离焦功能眼镜等。在医生指导下选择适合自己孩子的防控方法，可以几种措施联合使用，打"组合拳"，"打群架"不"单挑"。

户外运动是性价比最高的方法，但户外时间多了，学习时间就少了，需要更好的时间管理，劳逸结合，合理作息。望子成龙是家长们的共同愿望，但孩子的眼睛健康关乎孩子一生的生活质量和幸福。减少近距离用眼时间，尽量少玩电子游戏，少看电脑、远离电子产品（详见第二部分　实战篇之"眼科医生如何给自己的孩子防控近视"），走出教室，走出房间，让孩子多去户外活动，让宝贵的眼睛省着点用！

多项临床研究都证明，低浓度阿托品是有效的。我自己也走了一段弯路，事实证明低浓度阿托品是有用的。2020 年暑假，刚发现孩子近视时，孩子坚持用了 1 个学期的低浓度阿托品，寒假检查孩子近视进展不多，我很高兴，开始有点放松监督。结果孩子滴用低浓度阿托品开始不规律，有时候一忙就忘了滴，三天打鱼两天晒网。结果暑假一查，傻眼了，进展速度比规律滴用时明显快了。回来后坚持每天都用，再也不敢大意了。

角膜塑形镜（OK 镜）和离焦功能眼镜需要在医生的指导下使用，可以和户外运动、低浓度阿托品联合使用，但这两种方法不会联合使用。

此外，保持正确的读写姿势，认真规范地做眼保健操，养成科学的用眼习惯；养成良好的生活方式，保持的充足睡眠、不熬夜、均衡饮食、少吃甜食等也有利于近视防控。

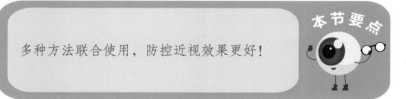

多种方法联合使用，防控近视效果更好！

本节要点

（乔春艳）

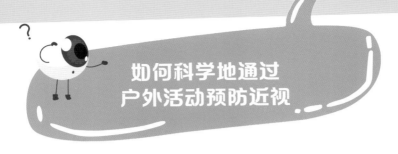

如何科学地通过
户外活动预防近视

近年来，电子产品和线上网课的广泛普及导致孩子的户外活动时间进一步减少，加剧了孩子的用眼疲劳和近视隐患。户外活动是预防近视最经济有效的一种方法。充足的户外光线能够有效延缓眼轴的增长，这种作用对于尚未近视的儿童尤其明显。

户外活动主要从以下四个方面发挥作用。

1. 自然光线照射，能够促进视网膜细胞分泌多巴胺，改善巩膜供氧。

2. 太阳光能促进身体维生素 D 的合成，进而降低近视风险。

3. 随着户外光线和运动时周围环境的动态变化，能够使孩子远近交替地用眼，使眼部肌肉得到放松与调节。

4. 户外锻炼也可以促进孩子骨骼、肌肉的生长发育，增强身体素质，促进全身的血液循环和供氧。

因此，家长和学校应当鼓励孩子多走到光线充足的户外，放松双眼，加强锻炼，在提升身体素质的同时有效预防近视（图 7-1）。

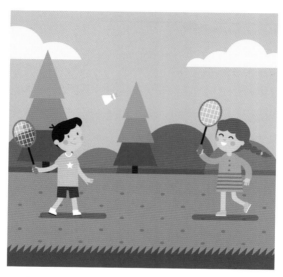

图 7-1　保证孩子每天至少两小时的户外活动，可以预防近视

研究证实，每天 2 小时的户外活动能够帮助孩子保护远视储备、有效预防近视的发生、发展，对于近视的防控具有重要意义。

本节要点

（康梦田　高昊天）

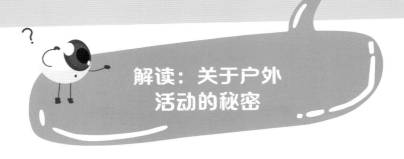

解读：关于户外
活动的秘密

　　户外光线是通过什么方式预防近视的？什么样的光线对孩子的眼睛最好？事实上，光不仅能让我们看见绚丽缤纷的世界，还能通过光照度、照射时间和光波长三个角度对视力产生影响。

　　我们知道，太阳光是一种宽光谱的混合光，由可见光和部分红外线、紫外线组成。在晴朗的天气，户外的光照强度约为 30 000 ~ 300 000lux，室内的光照强度约为 100 ~ 1 000lux（图 7-2）。

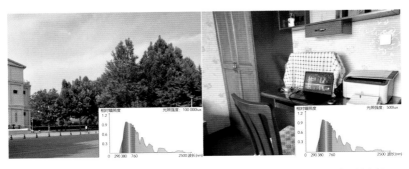

图 7-2　晴朗的天气户外（左图）和室内（右图）的光谱及光照强度

　　而阴天的光照强度则小很多，户外为 50 ~ 500lux，室内仅有 5 ~ 50lux，通常需要开灯照明（图 7-3）。

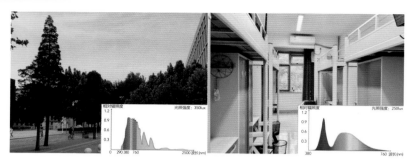

图 7-3　阴天户外（左图）和室内 LED 灯照明时（右图）的光谱及光照强度

夜晚的光照强度不到 0.5lux，通常可忽略不计。研究表明，均匀、稳定、充足的光线可以预防近视的发生，延缓近视的发展。专家建议，孩子学习时的光照强度应维持在 300lux 左右（图 7-4）。

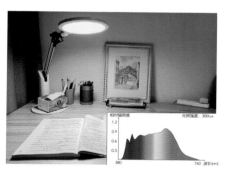

图 7-4　夜晚学习环境的光谱及光照强度

室外自然光高照度的特征，使自然光拥有保护视力的能力。有文献报道，10 000lux 的高亮度光照射可以对户外时间较短的孩子起到近视保护作用，而对于户外活动时间较长的孩子而言，达到相同的防控效果仅需要 3 000lux 中等强度的光照。上海眼科专家最新发现，在 5 000lux/min 的条件下，每天户外时间为 150

分钟（2.5 小时），或累积光照强度达 750 000lux 时，近视发病率可相对降低 24%。当要达到近视发病率相对降低 30% 时，在同等光照强度条件下，每天户外活动时长需达 170 分钟（约 3 小时）。该光照强度提示预防近视并不需要在烈日下到户外去晒太阳，可以课间走向有阳光的窗户，或者晴天在树荫下休息、玩耍。自然光对近视保护作用与光照度和照射时间相关。高照度的户外自然光可以促进视网膜细胞分泌多巴胺，从而减缓眼轴增长，控制近视进展。此外，光照时间还可以通过影响昼夜节律来影响近视的发展。有研究报道，眼睛暴露在黑暗中的时间越短，越容易造成近视。这可能说明，较短的睡眠时间与近视相关。因此，建议小学生、初中生和高中生每天分别保证 10 小时、9 小时和 8 小时的睡眠时间。

不同颜色的光谱也可以实现对眼睛生长的调节作用。自然光能够为我们的眼睛提供更多颜色的光，而室内照明往往只能提供波长范围较窄的、颜色相近的光。因此，人造光的光谱可能会导致视网膜错误地解释离焦信号，导致眼轴延长。

我们已经明确，每天保持一定时间的自然光照射对处于发育期的儿童青少年来说是最经济有效的近视防控方法。孩子在家写作业时，家长也应尽量为孩子选择光源稳定、色温柔和、光照强度适中的台灯。如果家里条件允许，还可以把书桌放在窗边，尽可能地为孩子补充自然光线。夜晚学习和使用电子屏幕时，也要记得保持室内光照环境，避免在昏暗的环境中长时间用眼，并保证充足的睡眠时间。然而，在日常生活中，家长难以得知孩子的户外光照时间是否充足，室内光照条件是否合理，以及如何更好地利用这些环境因素个性化地帮助孩子防控近视。由此，北京同仁医院联合北京航空航天大学设计研发了近视防控的可穿戴设备。通过红光、绿光、蓝光、近红外光四个模块的环境光感知芯片 24 小时监测环境光照强度和波长分布，借助计算机对设备采集的数据进行分析处理，建立环境光照与儿童青少年屈光参数之间的风险预测模型，测算出孩子的近视危险发生率，使家长能够监控孩子目前的生活方式是否有益于眼健康，并及时针对孩子的生活习惯进行指导和矫正。

自然光拥有宽光谱和高光强，因此自然光照可以有效预防、控制儿童青少年近视进展。在室内学习时，应选择合适的台灯，并尽可能地为孩子补充自然光线。夜间应避免在昏暗的环境中长时间用眼，并保证充足的睡眠时间。

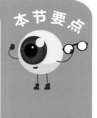

（高　硕　王嘉琪　许文隽）

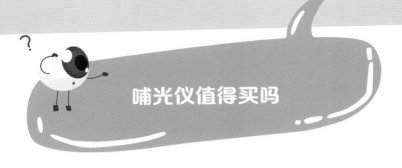

哺光仪值得买吗

哺光仪是近年来很火的一种近视治疗仪，它对控制近视究竟有没有作用呢？广州中山眼科中心的专家通过临床试验证明，儿童青少年使用哺光仪一年之后，对屈光度进展和眼轴延长方面都有控制作用。治疗模式是每天2次，每次3分钟，一周使用5天。

那么，它的原理是什么呢？我们都知道"万物生长靠太阳"，儿童青少年每天户外活动2小时以上有助于保护视力。但是由于孩子课业压力繁重，不是每个孩子都能坚持每天2小时以上的户外活动。哺光仪的寓意是用光哺育眼睛的仪器，它的实质是一种低强度激光治疗仪，希望用短时间低能量的激光照射来替代长时间的户外自然光照射，起到保护视力的作用。650nm的红光是自然日光中的成分之一，该类光线直接照射在视网膜上，改善眼底脉络膜血液循环，促进视网膜细胞分泌多巴胺，改善巩膜缺氧。

其实，哺光仪最早主要用于弱视治疗，后来才研发出近视的治疗作用。最近的研究显示，哺光仪的近视防控效果优于单独使用低浓度阿托品或佩戴OK镜的效果，但尚不知与阿托品、OK镜或其他手段联合治疗是否会有更好的治疗效果。此外，在停用哺光仪之后，近视进展出现了反弹效应，眼轴增长加速、近视度数增加得更多。因此，如果想要使用哺光仪延缓近视度数加深，需要长期使用才会有很好的效果，如果不继续使用哺光仪治疗，尽量不要突然停止使用哺光仪。然而，哺光仪需要持续治疗多长时间，安全使用时间是多久，如何降低停用哺光仪之后的反弹效应，这些问题还有待一一验证。目前哺光仪治疗近视临床试验的最长周期为 2 年，虽然在试验期间暂未发生过严重的安全事件，但是，由于目前还没有关于哺光仪对眼睛结构和功能的长期研究，家长们仍需继续保持关注和警惕。

目前市场上有各种各样的哺光仪在售卖，家长选择时一定要注意治疗仪是否获得了正规的国家医疗器械注册证书，证书上的适应证是否是近视，在使用前充分了解治疗仪信息，在医生的指导下选择适合自己孩子的产品，不盲目使用，以免出现不良反应。

哺光仪属于低强度激光治疗，使用前需要咨询医生，购买前充分了解，选择有正规国家医疗器械注册证书的哺光仪，避免盲目使用对孩子眼睛造成伤害。

本节要点

（张　弛　许文隽）

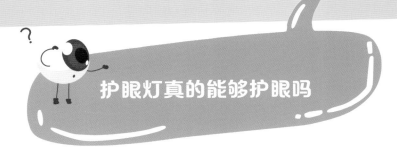

护眼灯真的能够护眼吗

　　孩子回到家要写作业，书桌上的台灯是必不可少的学习用品之一。有的时候，孩子苦读到深夜，家长想为孩子挑选一个护眼灯，更好地保护眼睛。

　　护眼灯真的能够护眼吗？我们搜索了一下市场上的护眼灯价格，市场价格从 99 元到 8 000 元不等，面对着无数护眼灯的关键词"智能感应""全光谱""减蓝光""AA 级"……家长应该如何选择呢？

　　护眼灯是在普通照明台灯基础上做了一定改进的，所谓"护眼"，一般是通过对频闪、显色、色温的稳定控制，从而减轻因灯光频闪造成的视疲劳，提供对眼睛有益的光照、光谱，均匀和适中的照度。家长在选购护眼灯时，可以参考下表选择台灯。

参数	推荐选择
色温	色温代表灯光的颜色，选择 4 000K 左右的台灯，柔和光照中带点黄色，适合孩子阅读
频闪	频闪意为灯光是否有闪动，选择"无频闪"的台灯，可以减少视疲劳
照度	也就是亮度，选择 A 级以上的台灯，这类灯的中央区域照度至少达到 300lux
显色指数	显色指数越高，表示在这类灯光下的物体颜色越接近真实颜色，最好选择显色指数在 80 以上的台灯，LED 灯具的 R9 应大于 0

续表

参数	推荐选择
遮光性	有灯罩,可调节高度
蓝光	选择防蓝光危害的台灯。蓝光危险组别应达到 RG0

买了护眼灯，摆放的位置其实更为重要。应该如何摆放呢？不卖关子，我们直接揭晓答案。

1. 如果孩子习惯用右手写字，灯应该摆放在书桌的左前方，使阴影投射到惯用手的后侧，避免影响阅读。

2. 台灯高度不要太高，和鼻子持平最好，避免直视刺伤眼睛。

3. 调整灯罩角度，让光线直接照射到要看的书本和屏幕上，而不能轻易看到灯泡和灯罩外围的眩光。

最后，任何台灯都会对视觉有一定影响，无法从根本上取代自然光。因此，家长们依然要重视孩子的用眼情况，如果能把孩子的书桌放在窗户旁边最好，白天学习鼓励孩子每隔 30 分钟闭目或远眺来休息一下，夜间读书的时候除了台灯以外，别忘了打开室内灯照，避免环境灯光过暗。

家长在科学挑选台灯、合理摆放的同时，同样要重视孩子的用眼时间，劳逸结合，科学用眼。

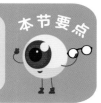

本节要点

（康梦田）

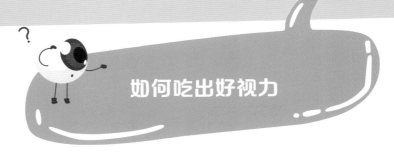

如何吃出好视力

目前，没有研究表明，患有近视的人可以通过饮食治疗改善近视，部分食物只能对眼睛的视觉细胞，或者对眼部组织有益处。此外，学龄儿童及青少年是近视的高发人群，他们正处于快速生长期，因此均衡饮食尤为重要。

1. 补充微量元素

巩膜的组成包含有钙元素，摄入大量的钙可以增强巩膜硬度，避免眼轴拉长。钙可以通过牛奶、豆制品、虾皮、蛋、海带、大枣、坚果等食物进行补充。此外，因青少年处于生长发育期，铬元素的需求量远高于成年人，而铬元素摄入不足，会导致晶状体和房水渗透压上升，屈光度增加，引起近视发生。铬元素的主要食物来源为糙米、玉米等，故家长应注意粗细粮搭配，避免长期摄入精制食品。

2. 避免高糖饮食

研究发现，高糖是近视的危险因素之一。长期高糖摄入导致血糖和胰岛素升高、胰高血糖素降低，以及诱发的慢性高胰岛素血症介导的胰岛素样生长因子 -1、胰岛素样生长因子结合蛋白 -3 表达变化等均可影响近视的进程。糖原代谢时会引起眼肌调节能力下降，从而导致晶状体变凸，折射能力变强，引起近视的发生。同时，过量的糖在代谢过程中会消耗大量的维生素 B_1，产生的酸性物质会消耗钙、铬等碱性微量元素，导致微量元素丢失。因此，对于学龄儿童及青少年，应控制甜食及油炸膨化食品的摄入，如薯条、麻花、爆米花等，同时还应少喝碳酸饮料。

3. 适当补充维生素 A

维生素 A 是一种脂溶性维生素，其重要的生理功能之一是在视觉细胞内参与维持视感光物质循环，当维生素 A 缺乏时，视杆细胞中的视紫红质不足，则会引起暗适应时间延长，严重者会引起夜盲；而胡萝卜素为维生素 A 源物质，可在小肠黏膜中分解为维生素。前者主要存在于动物肝脏、蛋黄中，后者主要的食物来源为深色蔬菜和水果中，如蛋类、奶制品、胡萝卜、菠菜、南瓜、杏、柑橘类水果等。（图 7-5）

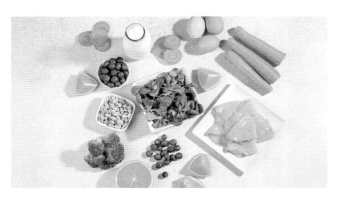

图 7-5　**保护眼睛需要注意补充维生素、钙质，避免高糖饮食**

均衡饮食，多食动物的内脏、奶制品、深色蔬菜、新鲜水果等，提高维生素的摄入，促进微量元素的吸收、利用，控制甜食及油炸食品的摄入。

（张　烁）

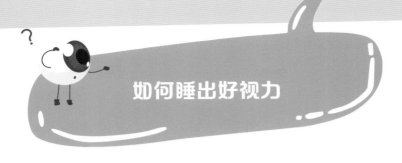

如何睡出好视力

　　睡眠是我们最熟悉的一种生理现象，我们都知道充足的睡眠有利于缓解一天的疲劳，保证第二天充沛的精力。但睡眠和视力又有什么关系呢？

　　眼睛感受到的光线是影响睡眠的重要外部因素。睡眠作为人类维持昼夜节律的重要方式，能使我们身体内部功能与外界环境的昼夜变化相适应，让我们保持良好的生理状态。在日常生活中我们常常能观察到一种现象，晚上敞开窗帘睡觉，会比拉上窗帘睡得更浅、醒得更早。这是因为光照对人有迅速唤醒的作用，睡眠期间不合适的光照甚至容易引发睡眠障碍。此外，光还可以调节松果体内褪黑素的分泌，夜晚暴露在光线下可以抑制褪黑素分泌，延迟入睡时间和延长睡眠潜伏期。睡前使用电子设备（智能手机、平板电脑和笔记本电脑等）也会对睡眠产生类似效应。

　　北京同仁医院的一项儿童人群研究发现，睡眠时间充足对于女生的近视预防具有保护作用。近视与睡眠的关系具体表现为，睡眠质量差、睡眠时间短和入睡时间迟的儿童青少年更容易出现近视，且高度近视的孩子比低度近视的孩子睡眠时间更短。这是因为睡眠不足引起眼轴和脉络膜日节律调节紊乱，导致近视的发生。

由于眼睛发育受光照和昼夜节律的影响，孩子应在合理的时间就寝，保证充足的睡眠，避免睡前使用电子设备或者开灯、敞开窗帘睡觉。

睡眠期间的光照会影响睡眠质量，干扰人眼的昼夜节律和正常发育。家长应监督孩子在合理时间就寝，"日出而作，日落而息"，保证充足的睡眠。

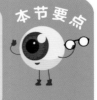

本节要点

（许文隽）

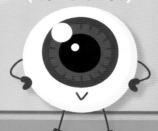

关于配镜、戴镜

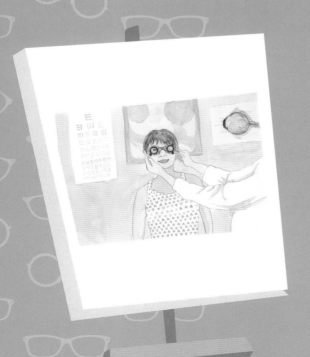

第 八 章

《正确佩戴眼镜》

作者：时天真

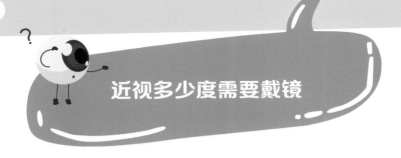

近视多少度需要戴镜

是否需要戴镜？一般我们建议根据视力和屈光度决定。

✧ 裸眼视力如果低于 0.5，会影响孩子看黑板，建议配眼镜。

✧ 屈光度为 200～600 度的近视伴有散光、600 度以上的高度近视、300 度以上的远视、100 度以上的单纯散光，无论看远或看近时都应戴镜，避免不戴镜造成眼睛疲劳，使近视度数加深。

✧ 根据孩子的近视度数选择戴镜方式：低度近视 200 度以下看黑板等远处时戴镜，看近时可以不戴镜，可以减轻看近时的视疲劳。

✧ 如果有眼酸胀、发涩、视物模糊等症状，应复查验光、调整配镜。

　　孩子如果出现屈光不正后不及时配镜，容易引起视觉疲劳而加重近视，时间久了还可能会产生弱视和斜视。由于儿童期是视觉发育期，如果视网膜中心凹长期不能获得清晰的成像，就不能有效地刺激视网膜中心凹使之发育，导致无法有效传导清晰的图像到大脑皮质视觉中枢，可能形成屈光不正性弱视（图 8-1）。

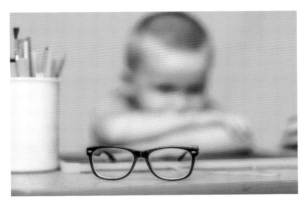

图 8-1 配镜不合适会导致孩子视疲劳加重

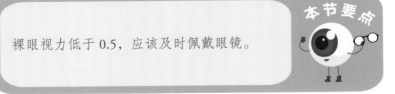

本节要点

裸眼视力低于 0.5，应该及时佩戴眼镜。

（康梦田）

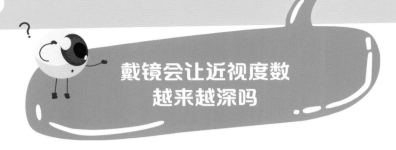

戴镜会让近视度数越来越深吗

通过科学的医学验光，佩戴合适的近视眼镜，不会导致近视度数越来越深，反而可以起到矫正视力 *、防止病情进一步恶化的效果。

佩戴合适的眼镜可以保证看远和看近时都保持清晰的视力，从而不会感觉到视疲劳或过度用眼以求看清某个物体。反之，如果不及时佩戴眼镜，使眼睛长时间处于一种视物模糊的状态，容易出现歪头视物的不良习惯，甚至出现间歇性外斜视。

另外，现在有一些带治疗功能的框架眼镜，不仅可以矫正视力，还能控制近视进展。平时我们佩戴的框架眼镜多是单焦眼镜，即一只镜片上只有一个焦点，用来调整屈光系统对光线的折射。离焦眼镜是指在同一只镜片上有多个焦点，属于多焦眼镜的一种。具体来讲，离焦眼镜的镜片上有很多"小点"，每个小点都融入了近视性离焦的原理，能够让一部分光线成像在视网膜前，形成近视性离焦，从而能够控制近视的发展。仔细观察，可以发现其镜片像一个"蜂窝"，即中央是一个六边形的空白区，此区及其外围一圈的空白区是它的全矫度数区。

---

* 注 矫正视力：日常屈光状态下不戴眼镜所测得的视力称为裸眼视力，当佩戴按照验光后配得的镜片测得的视力则称为矫正视力。在临床工作中，医生们诊断疾病及评定视残等级一般是以矫正视力为标准。

　　研究发现，多点近视离焦镜片与普通单焦点镜片相比，控制近视度数增长的效果达 59%，控制眼轴长度变长的效果达 60%，能够有效控制儿童近视的增长（图 8-2）。

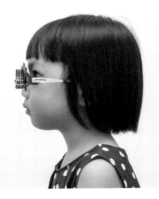

图 8-2　佩戴合适的眼镜帮助孩子保持清晰视觉，避免视疲劳

本节要点

科学验光配镜不会使近视度数越来越深。

（康梦田）

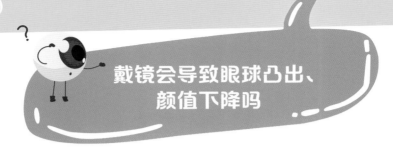

戴镜会导致眼球凸出、颜值下降吗

常常有人感觉"戴眼镜之后感觉眼睛越来越凸了",是因为戴眼镜会导致眼球凸出吗?

有一些近视的人眼睛突出,是因为近视的眼轴前后径增长,从而表现出眼睛变形、眼球突出的现象。但是和戴眼镜本身没有关系。

佩戴眼镜可以达到矫正视力的效果,保证近视者在视物时不会过度用眼或产生视疲劳,避免了近视的进一步发展。如果发现眼球突出的情况,有可能是以下几种情况。

1. 高度近视

近视是眼球前后径增长所致,高度近视能导致长期、慢性的眼球突出,与佩戴眼镜无关。

2. 内分泌功能出现问题

内分泌功能失调也会导致眼球突出,如甲状腺激素水平增高(甲亢)。通常表现为双眼发病,也可以不对称发病,需要在治疗原有内分泌疾病的基础上对症治疗。

3. 眼部肿瘤

主要见于单侧的眼球突出。由于眼眶的容积是一定的,如果在眼球的后面长了肿瘤或者有其他占位性的病变,就会将眼球向外顶,造成单眼眼球凸出。

如果短时间内突然出现眼球凸出，可以及时就医检查，排除上述情况。（图 8-3）

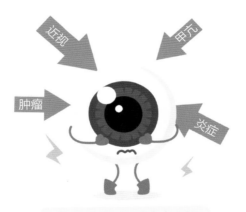

为什么我的眼球突出了？

图 8-3　**眼球突出的常见原因**

本节要点

高度近视会表现为眼球突出，并不是戴眼镜本身造成的。

（康梦田）

眼镜度数需要配足好，还是欠一点好

眼镜的度数是否需要配足，要根据每个人的具体情况决定。

近视眼的足矫（眼镜度数配足）还是欠矫（降低度数配镜）目前存在一定争议。大多数学者认为，未成年人近视应该尽量足矫，这样可以满足视力的要求，避免因为看远不清楚，形成视觉疲劳。但是，我们也注意到大多数人配镜的时候都会要求不要配足，够用就行，非常担心配足之后度数会增长越来越快。而且有的孩子足矫后出现头晕、不适应的情况比较明显。

因此，我建议眼镜度数以矫正视力达到 1.0 作为前提，在双眼平衡能够适应的基础上，为孩子选择合适的度数，如初次配镜或者新眼镜度数增长较多，孩子不能适应，验光师根据情况可适当降低度数配镜。

欠矫的优势是孩子看书和写作业的时候，不需要动用过多的调节，不容易调节紧张。但需要注意的是，如果过度欠矫，视网膜中心区也不能清晰成像，不能达到正常的视力水平，容易加重近视进展。

儿童、青少年新配眼镜后，应每 3 个月到半年复查一次。

以上建议仅针对近视，弱视和远视的配镜比较复杂，一定要遵循医生的意见。

眼镜度数以矫正视力达到 1.0 作为前提，在双眼平衡能够适应的基础上，为孩子选择合适的度数，如初次配镜或者新眼镜度数增长较多，孩子不能适应，验光师根据情况可适当降低度数配镜。

（康梦田）

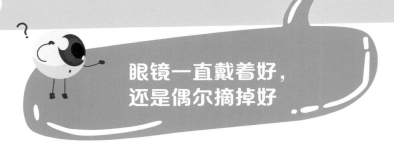

眼镜一直戴着好，还是偶尔摘掉好

针对这一问题，目前没有绝对的答案，要根据近视度数选择戴镜方式。

对于近视而言，近视 200 度以下且双眼视觉功能正常者，看近物时可以不戴镜，但看远处时需戴镜，以保证不过度用眼。视物时有酸胀、发涩、视物模糊等异常者，看近时也应戴镜，尽量不要摘掉。200～600 度近视伴有散光者、600 度以上的高度近视者等，无论看远或看近时都应戴镜，避免造成眼睛疲劳，使近视度数加深。

对于散光而言，低度散光的视力一般不受影响，可以仅在需要时戴镜。中高度散光可使远近视力均不好，需要一直佩戴眼镜，尽量不要频繁摘戴，以免造成调节疲劳。一般来说，单纯的低度顺规散光 * 可需要时戴镜，而低度逆规散光则要长期戴镜，否则极易诱发视力疲劳，造成头痛、重影等不适症状。

> 近视 200 度以下且双眼视觉功能正常者和低度散光者可以考虑在视物清晰时摘掉眼镜，其余近视者建议一直佩戴，避免造成用眼疲劳。

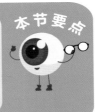

本节要点

（康梦田）

---

*注 顺规散光：当眼球的形状不是一个规则的圆球时，眼球不同位置的屈光力就不同，光线通过眼球的屈光系统就不能落在同一个焦点上，这种情况称为散光。如果眼球在垂直方向上屈光力最大，水平方向上屈光力最小，也就是眼球形状类似一个横的椭球体时，称之为顺规散光。

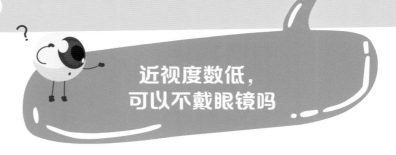

近视度数低，
可以不戴眼镜吗

正如前文所言，一般我们建议，散瞳后 200 度以上的真性近视患者，即使视物不觉得有困难，都应该及时佩戴眼镜。

如果已有较为严重的近视，而不佩戴眼镜，孩子就很可能在视物时眯眼、歪头等，养成不好的视物习惯，从而更易导致视疲劳，造成近视度数的大幅增长。及时佩戴合适度数的眼镜，不仅可以帮助孩子看清东西、缓解视疲劳，还能让近视发展得缓慢一些。

如果孩子两只眼睛的近视度数差别较大，一只眼度数低，看东西相对清晰，而另一只眼度数较高，看东西模糊，双眼同时视物时没什么异常的感觉，这种情况也是应该佩戴眼镜的。因为两眼视力差距较大，长此以往可能会影响大脑的双眼融像功能，抑制视力不好的眼睛看东西，进而影响双眼视觉。

对于近视的孩子，如果散瞳后验光近视度数已超过 200 度，就建议及时佩戴眼镜，避免加重视疲劳以及缓解近视度数的增长。

本节要点

（康梦田）

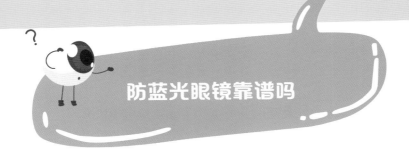

防蓝光眼镜靠谱吗

我们通常所说的"蓝光"其实指的是可见光中能量最高、最接近紫外线的部分，绝大多数国家标准将波长为 380（或 400）~500nm 的可见光定义为蓝光。蓝光广泛存在于我们的生活当中，如太阳光、LED 灯具、电子屏幕等。

中国标准化研究视觉健康与安全防护实验室研究表明，450~490nm 的蓝光对人类的昼夜节律调节具有一定作用，而只有波长小于 445nm 的短波蓝光才是有害蓝光。而我们通常所谓的蓝光损害，主要指长期的过量蓝光辐射，致使视网膜产生自由基，其可对视网膜造成慢性光损伤，引起视网膜色素上皮细胞凋亡，引起视力损害。

近两年，新型冠状病毒感染反复，每日大量的"网课"使得学龄儿童、青少年甚至大学生的用眼负担不断增加，家长难免会担心孩子的视力问题。而事实上，蓝光照射只有达到足够的时间和一定强度后才有可能造成视网膜伤害。此外，许多质量合格的电子产品已经过滤了有害的短波蓝光，其蓝光危害值基本都处于无危险级别。正确使用手机、平板电脑等电子产品一般不会对眼睛造成损害，目前也没有蓝光导致近视的直接证据，因此家长不必过分担忧所谓的"蓝光危害"。

同时，由于防蓝光眼镜需要采用针对性过滤蓝色光的有色镜片，透光率要比常规眼镜的低 3%~5% 左右，人眼所见的景物均加上了一层黄色滤镜，且在暗环境中对光的敏感度会降低。这在实际学习、工作中会造成不便，影响对色彩的认知，这无论是对青少年的近视防控还是视觉发育都是非常不利的。

而有效的控制用眼时间、电子产品单次使用时间、保持正确的用眼姿势、增加户外活动时间，才是保护视力、防控近视的有效方法。专家推荐使用"20-20-20"法则：即，每隔20分钟，看至少20英尺（6.096米）外的物体，至少20秒。

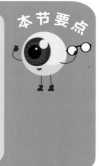

蓝光照射只有达到足够的时间和一定强度后才有可能造成视网膜伤害，正确使用手机、平板电脑等电子产品一般不会对眼睛造成损害。保持用眼卫生、增加户外活动时间，才是防控近视的有效方法。建议电子产品单次使用时间控制在20分钟以内。

（张　烁）

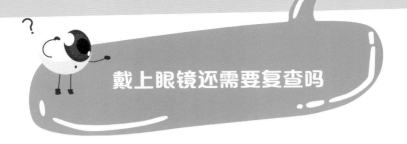

戴上眼镜还需要复查吗

儿童青少年戴镜后建议半年复查1次。

为什么要复查？举一个门诊的真实案例。

8岁男孩，学校体检发现视力下降。

初次门诊进行视力、散瞳验光、角膜地形图、眼生物学测量等检查。

◇ 裸眼视力：右眼 0.3，左眼 0.5

◇ 散瞳后验光：右眼近视 175 度，散光 50 度；左眼近视 150 度，散光 50 度。

家长在医生建议下给孩子佩戴了有近视控制功能的离焦眼镜，半年后门诊复查视力、散瞳验光结果如下。

◇ 裸眼视力：右眼 0.5，左眼 1.0

◇ 散瞳后验光：右眼近视 175 度，散光 50 度；左眼近视 50 度，散光 50 度。

综上考虑孩子初次检查时存在视疲劳的情况，通过半年的治疗得到缓解，因此眼镜度数需要根据最新的验光结果进行调整。

因此，我们建议儿童青少年戴镜后半年复查 1 次，根据孩子的视力、调节和屈光度情况及时进行治疗方案的调整。近年，因为居家学习较多，我们平时居家也可以定期进行简易视力检查，在墙上贴一张视力表（放在光线明亮的地方），孩子站在 5 米处，通过对视力表上字母开口方向辨认的检测方式，判断视力的情况。

当视力出现变化，或者配镜后再次出现视物不清或者眩晕等症状时，也应及时就医，进行验光检查，重新配镜。

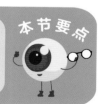

配镜后推荐半年进行验光检查，如有视力下降或其他不适也应及时就医检查。

（康梦田）

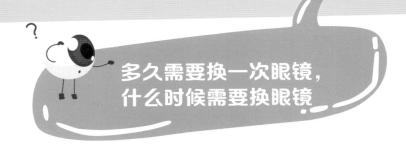

多久需要换一次眼镜，什么时候需要换眼镜

　　小朋友处于生长发育期，衣服鞋帽需要定期换新，眼镜也一样。随着眼球生长发育，屈光状态随之变化，需要定期复查眼睛，如果发现眼镜不合适了，就要考虑更换。眼镜不同于其他商品，不合适的眼镜对眼睛有伤害，眼镜需要个体化私人定制。

　　多久复查一次合适呢？建议每半年复查一次，一般安排在寒假和暑假，主要是考虑到如果需要散瞳验光，不会影响孩子的学习。如果平时眼睛出现异常需要随时就诊，不能拖到假期才看医生。

　　每次期末考试结束后，我都会带孩子到医院检查眼睛，评估屈光度、测量眼轴，对视觉发育状况做到心中有数。而且我每次都会给孩子做快速散瞳验光，虽然如我在第六章的"已经近视了，每次复查都必须散瞳验光吗"一文提到过，不是每次复查都需要散瞳验光，但是我之所以每次都主动用散瞳验光，是因为我认为在期末复习期间高强度用眼是在所难免的，用快速散瞳药水主动让睫状肌放松休息一下，没坏处，散瞳引起的短时间怕光和视物模糊可以接受，对眼睛没有实质性伤害。何乐而不为呢！

　　什么情况下一定需要更换眼镜呢？如果屈光度数变化了，戴原有眼镜已经看不清楚了；或者度数没有变化，但是镜片磨损了，或瞳距变大了、镜架变形了，都需要更换眼镜。

孩子在生长发育，眼睛也在生长发育，眼镜是对眼睛屈光的一种补充，不能欠矫正，也不能过矫正，需要精准验配、量身定制。因此定期复查，酌情更换是必须的。

生长发育期的青少年建议半年复查一次，如果戴原眼镜不清楚了、瞳距变化了、镜片磨损了、镜架变形了，都需要及时更换眼镜。

（乔春艳）

第 九 章

如何延缓近视的发展

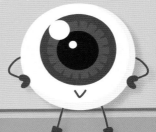

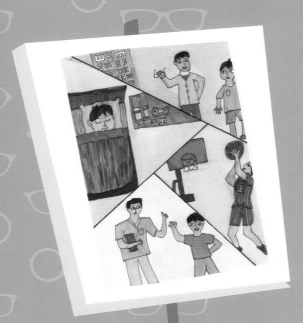

《哥哥是怎么控制近视的》
作者：芦品予

如何延缓近视的发展

一旦发现孩子近视了，下一步要做的就是如何延缓近视的发展，尽量避免发展为高度近视。近视分轻度（小于 300 度）、中度（300～600 度）和高度（600 度以上）。随着近视度数的增加，视网膜脱离、黄斑病变等相关并发症的发生率会随之增加。

延缓近视的发展，除了注意用眼卫生、避免长时间近距离用眼以外，研究表明户外运动、使用低浓度 0.01% 阿托品和角膜塑形镜或戴离焦眼镜是比较有效的治疗方法。

我家孩子刚发现近视时，度数还比较低，所以我没有考虑角膜塑形镜，使用了 0.01% 低浓度阿托品滴眼液，同时努力减少孩子近距离用眼时间，鼓励和带动孩子放下电子产品，增加户外活动的时间，"目"浴阳光。其实孩子玩电子游戏有时候是没有更有意思的事情可做，带孩子出去，你会发现孩子需要我们的陪伴，和我们在一起玩时孩子更高兴。

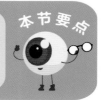

本节要点

户外运动、使用低浓度 0.01% 阿托品和佩戴角膜塑形镜或离焦眼镜有助于延缓近视的发展。

（乔春艳）

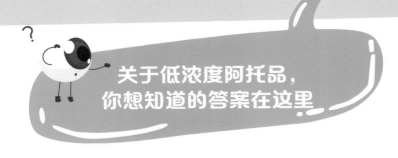

关于低浓度阿托品，
你想知道的答案在这里

很多朋友都向我咨询孩子近视防控的问题，问得最多的是如何预防近视眼？发现了近视如何延缓近视的发展？目前研究，低浓度阿托品可以预防和延缓近视的发展。是不是所有人都适用低浓度阿托品？应该怎么用？怎么买？使用中应该注意什么？本节专门聊聊低浓度阿托品。

阿托品可以有效麻痹睫状肌、扩大瞳孔，1.0% 阿托品临床上常规用于散瞳验光，0.01% 阿托品用于预防和延缓近视的发展。

近年研究结果表明，不同浓度的阿托品滴眼液对控制近视进展有一定效果。虽然其作用机制尚未完全明确，但目前的研究结果证实与睫状肌调节没有关系，其作用位置主要在视网膜和巩膜。

我家孩子的近视度数较低，目前没有考虑佩戴角膜塑形镜，但已经开始使用 0.01% 阿托品滴眼液。阿托品是睫状肌麻痹剂，多项研究证明低浓度阿托品可以有效控制近视屈光度和眼轴的增长，戴眼镜的同时可以一起使用。但滴用低浓度阿托品不能替代戴眼镜，也就是说不能只滴用阿托品而不戴眼镜（除非近视度数特别低）。低浓度阿托品整体看不良反应不大，青少年可以长期使用，还没有发生近视但远视储备不足的小朋友也可以提前使用以预防近视。

需要注意的是，任何药物的使用都需要在眼科医生的指导下进行，使用阿托品后会出现瞳孔散大，可能出现畏光、视近不清、眩光等不良反应。所以建议每天睡前点一滴，不建议白天使用。大家不用担心，这种瞳孔散大是暂时的药物性的，停用阿托品后瞳孔会恢复正常，不会影响瞳孔的正常功能。用药后要定期复查视力、瞳孔大小及眼压。发现过敏、明显干眼症等不良反应时，应立即停止使用。有研究发现，停药后会有不同程度的屈光度反弹现象。被控制住的近视度数停药后会部分反弹回来，即近视复发和进展更快。高浓度阿托品反弹较多，相比之下，低浓度0.01% 阿托品反弹最少。一旦停用药后要监测屈光度的变化。家长朋友们如果也是近视眼，可否使用低浓度0.01% 阿托品呢？回答是否定的。因为大多数成年人（除了恶性近视眼者）眼轴已经停止生长，近视不会进展。所以不需要使用低浓度阿托品来延缓近视的发展，也不建议使用它来治疗视疲劳。

目前，国内没有正规购买低浓度阿托品的途径，因为还没有正式通过国家药品监督管理局批准。我之前在台湾购买过。

低浓度阿托品能够有效控制近视进展，建议去正规医院在医生的指导下使用。

本节要点

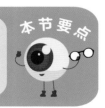

（乔春艳）

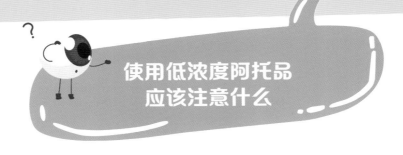

使用低浓度阿托品应该注意什么

首先滴用后应该压迫鼻根部泪囊区 5 分钟。（参见附录 1 "如何正确使用眼药水"）

所有滴入眼部的药物（包括眼药水、眼药膏或眼用凝胶）都可以经过鼻泪管流入鼻腔，通过鼻黏膜被全身吸收，可能产生全身不良反应。比如 1% 的阿托品如果被全身吸收后，可能出现面部潮红、发热、口干等不良反应，甚至会出现心动过速、恶心、头晕、谵妄、皮肤红斑、共济失调、定位困难等不良反应。

为了降低全身不良反应的发生率，滴用所有的眼药后都应该用手压迫鼻根部泪囊区至少 5 分钟，这样可以减少药物流入鼻腔，不仅减少药物的全身吸收，从而降低全身不良反应发生率，而且有利于药物更多、更好地进入眼内发挥正常药理作用。

相比于 1.0% 阿托品滴眼液，低浓度的 0.01% 阿托品不良反应比较少。常见的局部不良反应包括眼干、调节不足、过敏反应等，过敏反应可以表现为眼痒、眼红、眼睑水肿、眼睑皮肤起皮屑等。各位家长应该注意，一旦出现药物过敏反应，应立即停药，以停止过敏原的进一步刺激；若反应严重应及时就诊，医生会给予进一步治疗。

家长朋友们还应该注意，使用任何眼药水，家长一定要妥善保存药物以免儿童误服，眼科医师一定要牢记 1 滴 1.0% 阿托品滴眼液含有阿托品 0.5mg，阿托品的最低致死量儿童为 10mg，也就是 20 滴。为了避免阿托品常见的不良反应，减少全身过量吸收，对 1 岁以下婴儿最好一眼早上用药，对侧眼晚上用药；或使用 0.5% 阿托品滴眼液。若使用阿托品眼用凝胶或滴眼液，应在验光当日早上再用药 1 次；验光当日早上不应使用阿托品眼膏，以免眼膏附着在眼球表面影响验光。

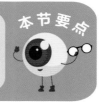

本节要点

低浓度阿托品可以预防和延缓近视眼的发展，需要在医生的指导下使用。

（乔春艳）

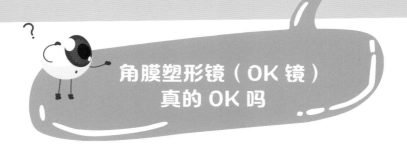

角膜塑形镜（OK 镜）真的 OK 吗

角膜塑形镜（OK 镜）是一种特殊设计的隐形眼镜，通过夜间佩戴时镜片对角膜中央区域的压平、塑形，从而减小角膜的近视度数，使白天能够拥有清晰视力，是目前国际公认的延缓儿童青少年近视的非手术近视矫正方法，有较好的安全性。

虽然 OK 镜是一种安全、有效的近视矫正方法，但并不是所有孩子都适合佩戴的，需要满足以下条件。

1. 年龄在 8 岁以上，有一定自理能力，卫生习惯良好，需要家长监护。由于 OK 镜直接接触眼球，因此对佩戴者的卫生习惯及日常护理要求很高，需经严格的清洁、护理、储存才能确保使用过程中的安全、卫生，以防眼部炎症的发生。

2. 应定期复查，听取医生建议，不超期使用，发现异常时及时停戴。如果 OK 镜佩戴的依从性得不到保证，其安全性和效果也会大打折扣。

3. 近视度数最好在 600 度以下，散光 150 度以下，角膜曲率（弯曲度）正常。如果度数过高，佩戴后可能还会有一些度数残余，需要一副低度数框架眼镜辅助。

4. 应排除眼部进行性疾病，以及具有免疫功能低下的慢性病（如糖尿病、肾病、肝病、血液病等）。

佩戴 OK 镜时，需要事先接受足够的培训和指导，注意轻柔操作，避免指甲等硬物划伤镜片，同时需要定期复查，遵从医嘱，随时就诊（图 9-1）。

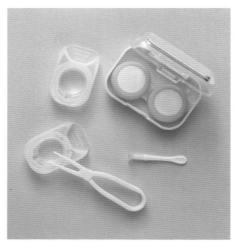

图 9-1 　OK 镜的日常护理需要注意镜片清洁和手部卫生

OK 镜是一种矫正近视安全、有效的方法，但并非所有人都适用。同时在使用中也要遵从医嘱，规范操作，定期复查，以防不良事件的发生。

（康梦田　顾欣宇）

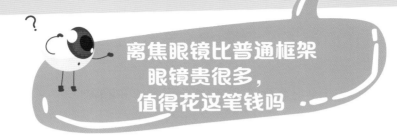

普通框架眼镜大概在 1 ~ 2 千元，离焦眼镜要 3 ~ 5 千元，是普通框架的数倍，值得花这笔钱吗？我们要先了解一下这两种眼镜的区别。

普通框架眼镜，也称为第Ⅰ代框架眼镜，它是单焦点的凹透镜，镜片中央成像落在视网膜中心，让近视的人看清远处的物体（图 9-2）。眼球本身是球体，因此普通近视镜片周边成像就投射到了视网膜的后方，形成了"远视离焦"（如图 9-2 的蓝色部分的像）。远视离焦就是中心看清楚时，周边成像在视网膜的后面。因此周边视网膜为了获得更清晰的像，眼球可能向后生长，视网膜尽量与光学像相匹配，眼球周边增长造成眼轴变长，中心的近视度数也随之增加。（图 9-2）

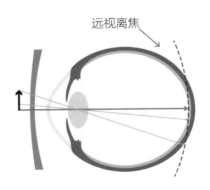

图 9-2　普通框架眼镜中央清晰，周边成像在视网膜后（虚线），形成远视离焦

对于周边离焦和近视进展的关系，现在还是一个有争议的话题。有些学者研究发现，飞行员在经过飞行训练后，先天周边屈光呈远视离焦的飞行员（图 9-2 的情况），发生近视眼的可能性是先天呈近视离焦飞行员（图 9-3 的情况）的 3 倍。因此提出，如果周边视网膜呈远视离焦，周边视网膜为了获得清晰的像，就会向后生长，使视网膜和光学成像相匹配，这样可能会刺激眼轴增长，加重近视的发展。反之，如果为近视离焦（周边成像在视网膜的前面），可能会阻止眼轴的增长。离焦眼镜就是通过技术制造近视离焦效果，以延缓近视的发展。但也有研究发现，周边远视离焦并不会加重近视的发展，对通过周边离焦延缓近视发展的矫正手段提出质疑。虽然存在争议，但是随着离焦眼镜的应用，还有很多研究发现离焦眼镜对控制近视有帮助（图 9-3）。

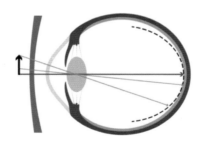

图 9-3 **离焦镜确保中央清晰成像，将周边物体成像在视网膜前，形成近视离焦**

功能性眼镜，也被称为第 II 代框架眼镜，它是特殊设计的多焦点眼镜，包括双焦点、渐进多焦点、周边离焦及多点近视离焦眼镜等。近视的儿童目前最常用的是周边离焦眼镜 * 及多点近视离焦眼镜，它将周边视网膜的成像转移到视网膜上或者视网膜前方，提供清晰中心视力的同时，形成了近视离焦，避免了视网膜周边向后生长，从而起到延缓眼轴增长，控制近视的作用（图 9-3）。简单地说，离焦眼镜是多个透镜的有机结合，能起到控制近视的作用。但多个透镜会分散光线，存在轻度降低对比度和视觉质量的局限性。初期佩戴时，孩子可能会感觉周边成像不清楚，舒适度不如框架镜，但这种情况一般在 1 个月内会逐渐消失，舒适度和普通框架镜一致。随着科技的不断进步，目前还出现了针对个体的定制设计，将离焦设定得更精准，避免对正常视觉的干扰，提升防控近视的效果，提高佩戴舒适度。

　　了解了普通框架和离焦眼镜的原理，这笔钱值得花吗？我想答案是因人而异的，需要制订个性化治疗方案。在孩子 6 ～ 14 岁近视发展比较快的时期，真性近视需要眼镜的孩子，尤其是佩戴普通框架眼镜发现近视度数增长比较快的（每年近视度数增长大于 75 度），可以在医生和验光师的指导下使用离焦眼镜，在离焦镜的验配过程中，还需要评估孩子的眼位及调节力等问题，因此要在专业医师的指导下使用，起到控制近视发展的作用。

　　除了离焦框架眼镜，现在也有离焦角膜接触镜（也叫离焦软镜），和离焦眼镜一样起周边离焦、控制近视的作用。但角膜接触镜，需要和孩子的角膜接触，可能存在感染的风险，家长和孩子要学习摘戴和清洗的正确方法。另外，同为接触镜，离焦软镜

---

　*注　周边离焦镜：是一种特殊设计的多焦点镜片，通过将投射在周边部视网膜的焦点移到视网膜前方，形成视网膜周边近视性离焦。并通过视网膜中央屈光度的矫正，达到控制近视进展的目的。

对近视控制的疗效，不如角膜塑形镜（OK镜）。因此，如果孩子近视需要屈光矫正，可以接受接触镜的话，还是首选角膜塑形镜（OK镜）。但如果近视度数在600度以上，角膜塑形镜（OK镜）不能完全帮助孩子进行屈光矫正，早上孩子摘掉塑形镜（OK镜）后还有轻度近视，仍需要佩戴低度数的近视眼镜，这种情况可以选择离焦软镜或者离焦框架眼镜。还有一种情况，孩子不能耐受任何接触镜的时候，离焦框架镜的优势就显现出来了，它比较方便摘戴，对眼部卫生要求不高，可以作为孩子控制近视比较方便的矫正方法。

最后还是给各位家长一段顺口溜：小小离焦镜，千万小透镜，控制近视长，医生来帮忙！

（张　慧）

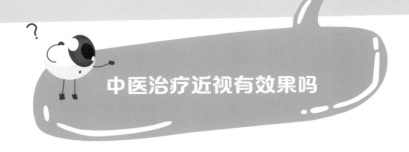

中医治疗近视有效果吗

目前，西医对于青少年近视防控的方法较多，但仍存在一定的局限。近年来，中医防控近视的方法层出不穷，其中广为人知的应属针灸疗法，其作用机制可能是通过刺激穴位，改善脑部及眼周的血供，调节血管平滑肌的功能，以保证眼部气血充足，维持微环境平衡；或者改善视神经的传导功能，降低睫状神经节的兴奋，缓解睫状肌的痉挛，改善眼部疲劳，提高视力。

此外，还有学者通过中药内服、中药外用熏蒸、中药贴敷、耳穴贴压、按摩等联合治疗，可有效延缓近视发展、控制眼轴增长、改善调节痉挛及眼底血流，并且存在疗效延续效应。特别值得关注的是，中医治疗对于改善假性近视具有一定疗效。

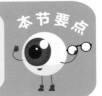

本节要点

西医联合针灸疗法、中药内服、中药外用熏蒸、按摩及耳穴等中医综合疗法，在减缓近视发展及改善假性近视方面存在一定的疗效。

（张　烁）

各式各样的近视治疗仪，到底哪个好

目前，市面上的近视治疗仪种类较多，有近视训练优化仪、理疗按摩仪、反转拍、低强度激光治疗仪（哺光仪）等多种治疗近视的仪器。

反转拍，又称双面镜、蝴蝶镜，是视觉训练、检查的工具。通常情况下，当眼睛看近时，需要产生调节，晶状体变凸，长时间视近后，眼睛则会向内转（类似我们常说的"对眼"，其实是眼睛动用肌肉辐辏的方式，目的是看近），从而导致眼轴拉长，睫状肌无法放松，视远不清，引起近视发生。而通过应用反转拍，可以有效锻炼睫状肌，增加肌肉力量、运动速度和运动幅度，改善聚焦，缓解视疲劳，延缓度数的加深。

此外，低强度激光治疗仪（哺光仪）是近年来较为热门的近视防控治疗仪器之一，其原理是通过补充太阳光的有益光线，改善眼底血液循环，促进视网膜色素上皮细胞分泌多巴胺，使变薄的脉络膜恢复正常，同时供给巩膜足够的氧，抑制眼轴非正常增长，实现对近视的有效防控。近期，一项研究通过对低度近视患儿进行为期 6 个月的观察，实验组患儿每日应用 2 次哺光仪，每次治疗 3 分钟，结果显示，与对照组佩戴 OK 镜患儿相比，哺光仪治疗可增加脉络膜厚度、控制眼轴增长，在一定程度上控制近视发展。

市面上近视治疗仪品种较多，在延缓近视发展中存在一定效果，但仍需要大量循证学证据。

本节要点

（张　烁）

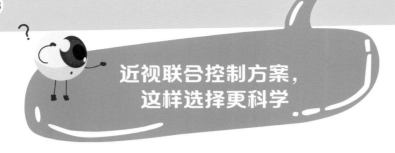

近视联合控制方案，
这样选择更科学

目前，控制近视的方法五花八门，国际公认有效方式主要包括户外活动、角膜塑形镜和低浓度阿托品滴眼液治疗 3 种。在《亚洲近视管理共识》中，各种方法的治疗效果总结如下表。

表：近视治疗方案和效果总结（《亚洲近视管理共识》）

治疗方案	研究时间(年)	等效球镜度减缓率(%)	眼轴减缓率(%)
周边远视减退型离焦框架眼镜	1	3	5
渐进附加型(PALS)框架眼镜	2	24	28
棱镜型一线双光框架眼镜	3	51	34
多区正向光学焦离(DIMS)框架眼镜	2	52	62
高度非球面微透镜(HAL)框架眼镜	2	55 67（每天佩戴 12h 以上）	51 60（每天佩戴 12h 以上）
双焦点接触镜，FDA 批准	3	59	52
中心距＋ 2.50D 附加接触镜	3	43	36
焦深延展型接触镜(EDOF)	2	32	25

续表

治疗方案	研究时间(年)	等效球镜度减缓率(%)	眼轴减缓率(%)
离焦合并型软性接触镜(DISC)	2	25	32
角膜塑形术	2	不适用	45
低浓度阿托品 0.01%	1	27	12
低浓度阿托品 0.025%	1	43	29
低浓度阿托品 0.05%	1	66	51

以上研究均是针对东亚儿童进行的临床试验，研究时间为 1~2 年。患者的治疗效果可能因治疗年龄、种族、日常配戴时间和环境因素而异。LAMP 研究（Low-Concentration Atropine for Myopia Progression Study，低浓度阿托品控制近视进展研究，香港）从第 2 年开始所有组都接受治疗；DIMS 研究（Defocus Incorporated Multiple Segments Study，多区正向光学离焦镜研究，香港）从第 3 年开始所有组都接受治疗；双焦点研究从第 3 年开始的所有组都接受治疗，但没有报告结果。

以下是每种模式的建议复查期。因治疗方式而异，一旦执行，应每三到六个月复查随访一次，具体情况根据患者近视进展、度数和轴向长度而定。还需要每年进行一次全面的眼科检查（图 9-4）。

阿托品：

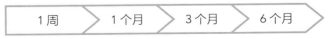

图 9-4 国际近视研究推荐的近视随访时间

角膜塑形镜：

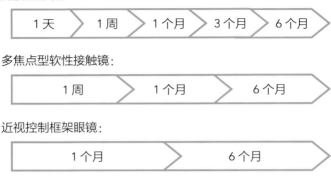

| 1天 | 1周 | 1个月 | 3个月 | 6个月 |

多焦点型软性接触镜：

| 1周 | 1个月 | 6个月 |

近视控制框架眼镜：

| 1个月 | 6个月 |

图 9-4（续）

但是没有某种单独的方法能够完全控制住近视的发生和发展，近来发现，OK 镜联合低浓度阿托品控制的效果比单一治疗效果更好（眼轴进展速度平均降低 0.1mm/ 年）。因此，治疗近视要多管齐下。

儿童青少年是近视防控的黄金期，学校和家长都应该重点关注并引导孩子养成良好的用眼习惯，从用眼时间、书写姿势、电子产品使用等方面加以指导。同时在孩子表现出近视症状时及时就医治疗，根据孩子自身情况，在医生的指导下选择并使用 OK 镜、离焦眼镜或低浓度阿托品等方法延缓近视的发展。

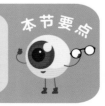

> **本节要点**
>
> 近视防控需要多管齐下，需要家长重点关注并及时选择适合自己孩子的防控手段。

（康梦田）

手术治疗可以治愈近视吗

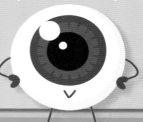

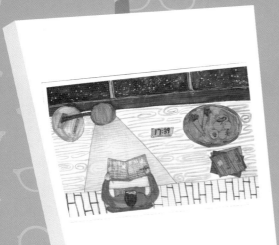

第 十 章

《健康用眼看这里》
芦品予　11 岁

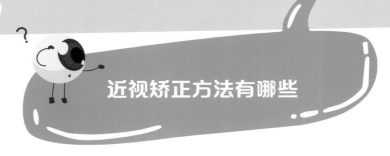

近视矫正方法有哪些

尽管近视不能彻底治愈，但及时采取一些矫正措施也可以有效矫正视力、延缓近视的发展。下面将为大家介绍几种常用的近视矫正方法。

1. 框架眼镜

佩戴框架眼镜是目前应用最广泛、最简单安全的一种矫正手段。对于儿童而言，应对近视度数至少每半年到一年进行一次复查，并及时调整眼镜度数。将框架眼镜进一步细分，可分为单焦镜、双焦镜和周边离焦镜。

（1）单焦镜就是我们最常用的近视眼镜。

（2）双焦镜的镜片分为两部分，上半部分适合看远处事物，下半部分适合看近物、阅读。

（3）周边离焦镜可以在矫正中心视力的同时，产生周边离焦，有一定近视控制效果。

2. 角膜塑形镜（OK镜）

是一种适用于青少年的可逆性非手术的物理矫正方法，相关研究发现，长期佩戴角膜塑形镜可在生长发育期有效延缓儿童青少年眼轴的延长。

3. 软/硬性接触镜

可用于较大屈光参差或者不规则散光者，有助于恢复双眼视功能和促进视觉发育。

4. 近视眼手术

通过激光调整角膜的度数，或者通过在眼内植入微型镜片，矫正近视的手术方式，具体详见本章相应内容（图 10-1）。

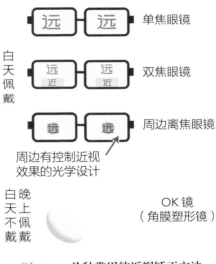

图 10-1 **几种常用的近视矫正方法**

儿童可以通过眼镜、软 / 硬性接触镜、OK 镜等方式矫正视力、延缓近视的发展，成人还可以选择进行近视手术。

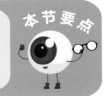

（康梦田）

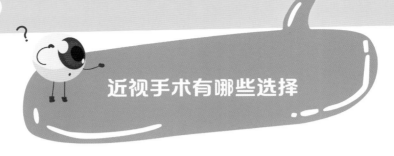

近视手术有哪些选择

目前，常用的近视手术有以下 5 种。

1. 经上皮准分子激光角膜切削术（Trans-PRK）

直接用准分子激光从角膜的最外层开始切削，按照事先设计好的方案，先削掉角膜上皮层和前弹力层，然后切削基质层，属于角膜屈光手术。这种方法安全性好，无角膜切割伤口，同时无负压吸引感染风险，感染风险小，没有瓣的相关并发症。但是 Trans-PRK 的术后不适感较强，视力恢复慢。

2. 飞秒激光辅助制作角膜瓣联合准分子激光角膜基质磨镶术（FS-LASIK*，简称"半飞秒"）（图 10-2）。

半飞秒手术过程

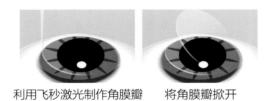

利用飞秒激光制作角膜瓣　　　将角膜瓣掀开

图 10-2　半飞秒激光近视矫正手术过程

---

*注　半飞秒激光近视矫正手术（femtosecond assisted laser in situ keratomileusis，FS－LASIK）：属于板层切削手术。首先应用飞秒激光在角膜上做 20mm 左右的切口，接近一圈，形成一个角膜瓣，把角膜瓣掀起来，再用准分子激光进行角膜切削消融。

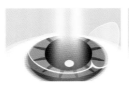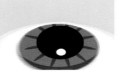

利用准分子激光切割
中间角膜基质层

将角膜瓣复位

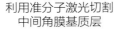

图 10-2（续）

先用飞秒激光把角膜掀起来一部分（又叫"制作角膜瓣"），
上方留约 4 毫米左右的蒂相连；接下来用准分子激光根据不同度
数设计的切削厚度，切削中间的角膜基质层，削好之后，再把角
膜瓣复位回去，属于角膜屈光手术。优点是术后视力恢复最快，
制瓣厚度精确度高。但 LASIK 术后可见永久的角膜瓣印记，需要
避免剧烈运动，如拳击、跳水。

3. 全飞秒激光小切口角膜微透镜取出术（SMILE*，简称
"全飞秒"）

直接用飞秒激光在角膜基质层制作一个凸透镜，并从只有
2mm 大小的切口取出，不需要制作角膜瓣，属于角膜屈光手
术。优点是无瓣、微创、需要的激光能量小、稳定性好、对角膜
表面的影响小，角膜损伤的发生率低。不过 SMILE 手术难度相
对较大，对角膜厚度要求较高（图 10-3）。

---

* 注 全飞秒激光小切口角膜微透镜取出术（small incision lenticule extraction，
SMILE）：是利用飞秒激光能在超微空间精聚焦的特点，用飞秒激光制
作一个相应厚度的角膜基质透镜和一个微小角膜切口，再通过微小的
角膜切口将制作好的角膜基质透镜取出。

飞秒手术过程

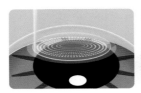

利用飞秒激光，在角膜基质层的深层和浅层分别扫描

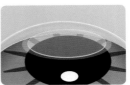

扫描后会形成一个透镜状的角膜组织薄片

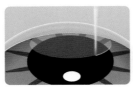

飞秒激光制作微切口

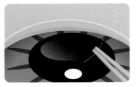

取出薄片，角膜不需要缝合

图 10-3　**全飞秒激光近视矫正手术过程**

4. 屈光性晶状体置换术（RLE，简称"白内障手术"）

属于眼内屈光手术，不破坏角膜组织结构，不保留原有晶体，而植入人工晶体，更适合中老年及初期阶段的白内障患者，尤其对于老花眼或高度远视患者适用。

5. 眼内镜植入术（ICL*，简称"眼内镜"）

属于眼内屈光手术，不破坏角膜组织结构，在保留原有晶体的基础上植入人工晶体。手术简单、安全、快捷，矫正范围广，

---

* 注　眼内镜植入术（implantable collamer lens，ICL）：通常指的是在有晶状体存在的情况下，在前／后房植入人工晶状体来弥补自身晶状体屈光能力不足从而矫治近视的一种手术方式。

不损伤角膜，可逆性强、可取出，不受角膜厚度限制，适合年轻患者（图 10-4）。

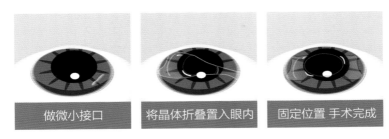

做微小接口　　将晶体折叠置入眼内　　固定位置 手术完成

图 10-4　眼内屈光手术过程

目前，有多种近视矫正的手术方式，如果有意愿做屈光手术的话，需要到正规医院做检查后，根据医生的专业建议决定最适合的手术方案。

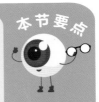

本节要点

（康梦田　包陈颖）

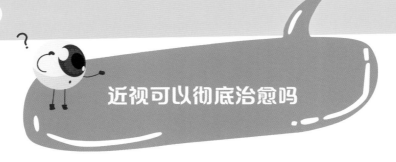

近视可以彻底治愈吗

如果孩子已经确诊近视，可以治愈吗？很遗憾，目前的现代医疗手段还没有能够治愈近视的方法。

近视绝大部分情况下是眼轴变长造成的，而已经变长的眼轴是不可逆的。也就是说，绝大部分近视是不能彻底治愈的。因此，如果遇到推销"治愈近视""摆脱近视"的宣传语相关的商品，家长一定要慎重。

近视可以通过"矫正"的方法提高视力。例如近视手术、OK 镜和框架眼镜，都是借助光学原理提高视力，但多数近视者由于眼轴拉长多伴有眼底病理性的病变，这些改变在矫正后依然存在。

近视可以通过"控制"的方法延缓进展。例如低浓度阿托品滴眼液和 OK 镜，对于已经发生近视的孩子可以实现控制近视进展速度的作用。

虽然近视不能被彻底治愈，但随着科学技术的发展，我们仍可以采取一些方法矫正视力和防控近视。家长可以从以下三方面着手。

1. 没有近视的孩子，积极预防近视发生，保护孩子的远视储备。

2. 已经近视的孩子，可矫正视力和控制近视进展速度，避免成为高度近视。

3. 成年之后，可以考虑近视的矫正手术，但是也要注意定期复查眼底。

具体的近视矫正方法将在本章一一介绍。

本节要点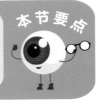

近视不能被彻底治愈，我们能做的只是预防近视的发生和尽可能延缓其进展。

（康梦田）

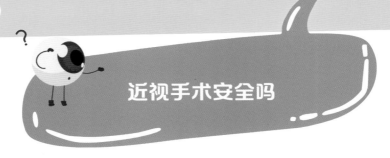

近视手术安全吗

随着科技不断发展，近视手术技术也在不断完善。目前，最主流的矫正手术主要包括角膜屈光手术和眼内屈光手术两大类，即在角膜上制作一个"眼镜"或将一种特殊的"隐形眼镜"安装到眼睛里，这两类手术技术都已经非常成熟。

每一种手术或治疗技术在大范围应用在患者之前，都必须经过大范围的临床研究，经过多年的临床观察，屈光手术已经被证明是一种安全、有效的方法。据统计，我国 2017 年角膜屈光手术量接近 150 万例，北京同仁医院屈光手术中心目前每年的近视手术患者都超过上万例，手术并发症极少。

几种大家常常听说的并发症，在这里一一介绍。

1. 一些并发症和患者本身的体质有关，例如术后发生的圆锥角膜（是一种常染色体隐性遗传病），即使不做手术，患者自身的角膜也会随着时间逐渐扩张、中央变薄向前突出。手术会加快这一进程，所以，术前医生会对患者的角膜进行严格的筛查，排除这一情况。

2. 少部分人在手术后会出现眩光现象，即在夜间开车时会看到光晕。这与激光切削光学区大小和瞳孔大小有关，因此，术前检查和术前沟通显得格外重要，瞳孔直径大（导致瞳孔大小超过光学区）、近视度数深（导致切削厚度大）的患者应仔细咨询医生相关事宜。我们在临床中观察到，出现术后眩光的患者有些人能够慢慢适应，并未受到任何影响。但对视觉质量要求高的患者（例如需要夜间开车的司机）是否需要手术要慎重考虑。

3. 干眼症。近视眼手术术后半年内，少部分患者（大约20%～40%）会出现眼干的症状，患者在术后可以选择使用保养角膜的滴眼液（例如人工泪液、重组人神经生长因子）帮助角膜恢复，绝大部分患者眼干的症状在半年内会逐步缓解消失，可以恢复到正常水平。恢复期内，需要注意不要长时间看电子产品（用电脑和手机时人眨眼次数会明显减少），尽量不要熬夜或过度用眼（疲劳会影响泪液分泌），要保证充足的睡眠时间，及时到医院复诊查看恢复效果并确定后续治疗方案。少部分患者因为长期使用电脑，需要长期用人工泪液缓解干眼症症状。

4. 屈光回退，即近视眼手术以后再次出现视力下降或者出现近视的表现。我们所谓的屈光回退主要有三类情况，一是因为患者的近视还在进展期，术后近视度数仍在增长；二是角膜愈合能力过强，使用一些药物来抑制它的生长即可避免此类情况产生的屈光回退；三是术后过度用眼，比如经常近距离用眼，使用电脑、手机特别频繁，也有可能引起近视再次出现。

综合以上，为了保证手术的安全性和疗效，患者需要做到以下5点：①在正规医院做术前检查；②和医生充分沟通；③定期复查；④术后遵医嘱用药；⑤术后注意不要过度用眼。

（康梦田）

近视不要紧，长大后做手术就没事了吗

近视是不能根治的，手术只能矫正度数，帮助摆脱眼镜，不能改变近视对眼球带来的结构性改变。尤其对于高度近视者而言，近视手术后虽然不用戴眼镜了，但是眼轴仍然是长的，伴随的眼底病变，例如视网膜变性、视网膜裂孔、玻璃体混浊等依然存在，患者依然存在眼底并发症的隐患。

高度近视的眼底病变，可能造成多种严重的并发症，比如视网膜脱离、黄斑病变，乃至更严重的弥漫性脉络膜视网膜萎缩等，从而引起不可逆的致盲眼病，需要引起格外重视。

因此，家长应从孩子小时候开始及时关注孩子的视力情况及用眼习惯，重视近视的预防，并及时控制近视的发生、发展。

本节要点

近视手术只能矫正视力，不能改变眼球状态及眼底病变，因此应从小重视近视的预防和控制，避免严重眼底疾病的发生。

（康梦田）

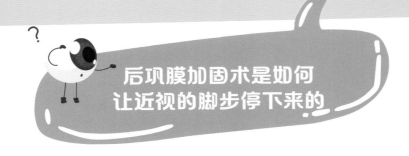

　　高度近视之后每年检查近视度数和眼轴仍然连续增长，是不是无药可救了？听说"后巩膜加固术"是高度近视患者的"最后一根稻草"。这种手术是如何让近视的脚步停下来的呢？

　　高度近视是指近视度数超过 600 度的近视，伴随眼轴增长，度数逐渐加深，眼球壁各层向后扩张，后部巩膜，特别是黄斑部和视盘周围巩膜明显变薄，眼球后部呈蛋形膨出，形成后巩膜葡萄肿。高度近视如果防治不力容易导致永久性视力损害，甚至失明。

　　目前，框架眼镜、角膜接触镜以及角膜屈光手术和眼内屈光手术都是矫正近视度数的办法，而后巩膜加固术是唯一可以控制眼轴增长的手术方式。

　　后巩膜加固术是如何起作用的呢？打个比方，近视的眼球不断扩张，变得越来越薄弱，就像一块快要破的布一样，后巩膜加固术就是在布的外围增加补丁，对快要破的眼球进行修补。它又叫后巩膜支撑术、巩膜后兜带术、后巩膜加强术，是起到支撑、加强、控制作用的方法。国内外大量研究表明，后巩膜加固术在预防、治疗高度近视病程进展中具有良好的疗效。高度近视眼轴不断增长，不仅造成眼内组织发生变化，眼球最外层的相对较为结实的巩膜组织（俗称"眼白"）也发生着一系列的代谢紊乱而变薄。后巩膜加固术将加固材料固定在患者眼球变薄弱的后巩膜上，融合形成增厚的、抗张力强的"新巩膜"，使眼球壁增厚变结实，以限制后巩膜扩张，从而眼轴增长的速度减慢，减缓近视发展。同时，还可改善脉络膜、视网膜的血液循环而提高视功能，防止或减少严重并发症的发生。

其作用机理如下。

1. 机械性加强后部巩膜。植入的材料逐渐与受体（接受手术的患者）巩膜融合为一体，加强患者的巩膜，阻止眼球扩张、眼轴延长，从而延缓近视的进展。

2. 改善脉络膜和视网膜血供。植入材料在与自身巩膜融合的过程中，机体会产生一系列免疫反应，促进新的血管网长入，从而加强眼部的血液循环，改善高度近视眼睛的"营养状况"，避免发生高度近视性眼底病变。

3. 减轻玻璃体及后巩膜葡萄肿对视网膜的牵拉反应，改善由于牵拉而导致的视网膜劈裂等眼底病变。

后巩膜加固术通过对患者变薄弱的后巩膜进行加固，从而融合形成增厚的、抗张力强的"新巩膜"，在预防、治疗高度近视病程进展中具有良好的疗效。

本节要点

（甘嘉禾）

第十一章

自己就是近视眼的爸爸妈妈请看过来

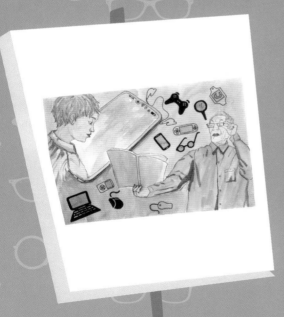

《全家一起保护眼睛》

作者：时天真

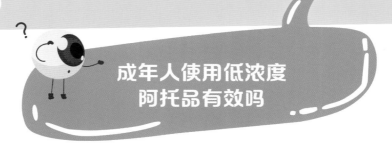

成年人使用低浓度阿托品有效吗

目前，低浓度阿托品的治疗都是针对儿童的，尚无成人使用效果的研究报道。

低浓度阿托品能够有效延缓儿童青少年近视的进展。然而对于大多数成年人（除病理性近视患者）而言，由于眼睛已经停止生长发育，屈光状态处于稳态，因此使用低浓度阿托品来延缓近视发展的效果不明显。

此外，成年人不建议使用低浓度阿托品的原因，主要与用药风险有关。

1. 部分患者存在青光眼发病潜质，阿托品的散瞳效果容易导致青光眼发作。

2. 随着年龄增长，我们会出现花眼的症状，也就是看近越来越吃力，而阿托品具有放松调节的效果，因此会导致看近困难的症状变严重。

如果是为了减缓视疲劳，成人可以选择其他缓解视疲劳的眼药水，不建议用低浓度阿托品代替。

本节要点

不建议成年人使用低浓度阿托品治疗近视。

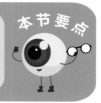

（康梦田）

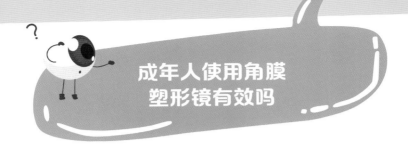

成年人使用角膜
塑形镜有效吗

　　成年人使用角膜塑形镜的目的主要是为了矫正视力。在临床中，我们也会遇到既不想做近视手术，又不愿意戴隐形眼镜和框架眼镜的成人，角膜塑形镜给近视成人提供了多一个选择。

　　成年人的近视治疗主要以矫正视力和预防近视并发症为主。

　　1. 矫正视力。可以选择近视手术、角膜塑形镜、隐形眼镜、框架眼镜。费用也是依次递减。需要考虑的是，角膜塑形镜需要夜间佩戴，如果近视度数过高，白天的度数仍然会有残余。此外，角膜塑形镜花费大约是 1 万 + / 年（镜片更换 + 镜片护理液）。从成本上来看，还是近视手术更一劳永逸。

　　2. 成年人佩戴角膜塑形镜主要需要考虑可能会发生的风险，因为它本质上也是一种隐形眼镜，佩戴需要接触角膜，因此会有角膜感染、角膜缺氧的风险。同样需要去正规医院验配，定期复查，确保使用过程中的安全和卫生。

本节要点

成年人也可以佩戴角膜塑形镜。

（康梦田）

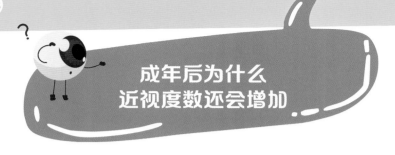

成年后为什么近视度数还会增加

成年后近视度数就不会增长了，所以就可以随便用眼吗？事实并非如此。

成年后，近视发病率高达 10%，发病年龄均大于 20 岁。成人近视的发病原因大多数来源于晶状体的变薄，和眼轴增长关联不大。随着现代生活方式的改变，出现了大量需要近距离用眼的工作，同时户外活动及睡眠时间的减少，造成越来越多成人超负荷用眼、得不到充分的休息，进而导致近视度数的继续增长。

有调查发现，成人近视发病具有职业倾向性，例如 IT 行业、医生、会计均为成人近视的发病高危人群。

如果成人自身近视度数高且持续加深的话，需要警惕近视相关并发症的可能，例如视网膜变性、视网膜裂孔、高眼压等。如果存在病理性近视将可能出现一系列严重的眼底并发症，具有致盲性，因此需要定期复查。

因此，成年后，我们同样需要关注近视问题，高度近视需要定期检查眼底，出现视力明显下降及时到医院进行检查。

受生活方式和用眼习惯的影响，成年后近视度数还会增加，因此眼健康问题需要持续引起重视。

本节要点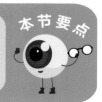

（康梦田）

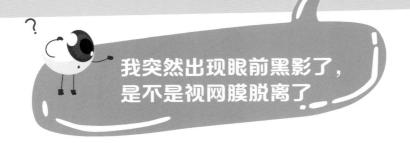

我突然出现眼前黑影了，是不是视网膜脱离了

眼前出现黑影，可以区分为"轻微"和"严重"两种情况。

1. "轻微"

（1）黑影是飘动的，眼睛转动时，黑影飘动明显。

（2）不是固定的黑影遮挡。

（3）不伴有视力下降。

2. "严重"

（1）黑影的位置是固定的，像"窗帘"一样形成固定遮挡。

（2）突然出现的黑影，黑影较大、较多。

（3）出现视力下降。

（4）伴随闪光感。

（5）伴随视物变形。

眼前突然出现黑影，存在很多种可能性，从轻到重包括飞蚊症、玻璃体脱离、视网膜出血、视网膜脱离，我们可以结合上述症状判断其严重性。

视网膜脱离的症状有出现视物固定遮挡、闪光感、眼前出现不透明的黑影并进行性增多、视力下降等，如果有这些症状出现，需要到医院及时检查。

出现黑影飘动，可以到医院进行散瞳后眼底检查，判断是否存在需要紧急处理的情况。（图 11-1）

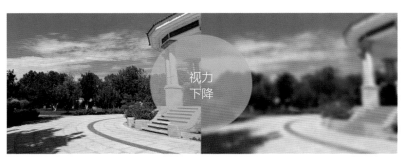

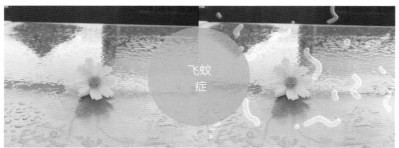

图 11-1　视力下降和飞蚊症的症状

本节要点

突然出现眼前黑影，需要结合症状和自身情况自查，警惕视网膜脱离并及时就诊。

（康梦田）

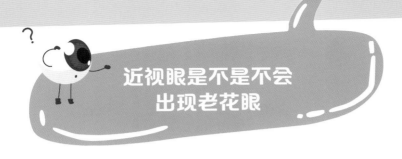

近视眼是不是不会出现老花眼

很多人认为近视"能看清近的，看不清远的"，正好可以抵消老花眼"近了看不清，拿远才能看清"的症状，因此觉得"近视眼不会出现老花眼"。

老花眼是一种正常的衰老现象，伴随晶状体弹性下降、眼部调节功能衰退，因此不论是正视眼，还是近视眼、远视眼都会出现。只是出现的时间不一样，往往年轻时视力很好的远视眼，会更早出现老花眼症状。

年轻时，晶状体弹性良好，眼睛能够通过睫状肌调节晶状体形状，从而看清远处或近处的物体。随着年龄增长，晶状体逐渐硬化，弹性减弱，同时睫状肌的收缩力也逐渐减小，使人们看近时存在困难，大约在40岁之后开始出现近距离阅读困难的花眼现象。

"近视眼不会出现老花眼"的现象，大多数是200～300度近视的患者。因为他们的视力范围在30～50cm，正好是视近需要的距离。近视眼同样会出现老花眼，只是一开始表现为在一定范围内近距离不戴眼镜也能看清。而高度近视的患者，年龄大了之后往往需要准备两副眼镜，一副用来看近，一副用来看远。

> 老花眼是一种衰老现象，无论近视眼、远视眼还是正视眼都会出现，只是远视眼出现的更早。

本节要点

（康梦田）

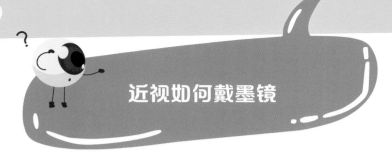

近视如何戴墨镜

大家都知道皮肤需要防晒，其实眼睛也需要防晒。墨镜作为防晒必备时尚单品，不仅美观还可以保护眼睛。尤其是在高海拔地区、夏季、海边等，戴墨镜不仅仅是为了时尚漂亮，墨镜更是保护眼睛的必备品。

眼睛近视了，如何戴墨镜呢？我就有这样的困扰，想美但近视眼镜带来很多不便。如果近视度数比较低，视觉质量不太依赖近视眼镜，直接戴上墨镜就可以了。如果喜欢戴隐形眼镜的话，可以戴隐形眼镜加墨镜。但是如果和我一样，离不开近视眼镜，又不想戴隐形眼镜，该怎么办呢？我尝试过几个方法，各有利弊，和大家分享一下。

1. 在近视眼镜外边直接戴上墨镜，这是最简单粗暴的方法。但是戴两副眼镜，耳朵和鼻子都不舒服，有时候还会引起头晕、恶心。为了美观，里面的近视眼镜小一些，外边的墨镜大一些，以挡住近视眼镜。这个方法我在逛商店时试过，试戴各种漂亮的墨镜过过瘾，但在生活中没有长时间戴过。

2. 在近视眼镜上加墨镜夹片（图 11-2），小巧方便，可以翻转，而且有多种颜色可选、款式很多，可根据衣服搭配墨镜。市场上有用夹子固定的，也有磁力吸附固定的。

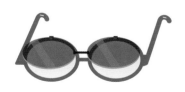

图 11-2　**近视眼镜加墨镜夹片**

3. 配一副有屈光度的墨镜。这种眼镜使用的是感光变色镜片，在室内是正常近视眼镜，在户外就自动变色成为墨镜，比较方便，我自己有一副这种眼镜。重点提醒，就是从户外进入室内时，镜片没有变透明时，看东西有点暗，需要注意安全。

总之，近视眼镜和墨镜可以兼得，享受光明的同时可以兼顾眼睛防晒和时尚。同理，近视眼可以戴有屈光度的游泳镜，享受游泳的乐趣。

本节要点

近视眼镜和墨镜可以兼得，方法多种，适合自己就好。

（乔春艳）

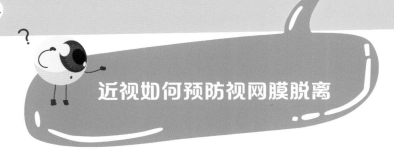

近视如何预防视网膜脱离

　　首先我们先了解一下什么是视网膜脱离。这个名字乍一听，还以为是眼睛里的视网膜会掉出来。但其实视网膜掉出眼睛这种事情并不可能发生，视网膜脱离其实是会导致失明的严重疾病。我们把眼球比作照相机，它的底片就叫视网膜，视网膜是由 9 层神经细胞织成的精密网。视网膜脱离就是指底片掉下来了。例如高度近视的眼球，视网膜（神经上皮层）被撕扯出了孔，液化的玻璃体以及房水（眼球内部循环的液体）进入裂孔和视网膜下方，将视网膜和它后方原本贴合紧密的色素上皮层和眼球血管层分开。就像一幅画，逐渐从墙上撕脱下来，因此导致视力下降。

　　70% 的视网膜脱离患者都是高度近视患者，这是因为眼球会随着近视的度数增高而拉长，视网膜就会被越拉越薄，最终导致视网膜脱离。近视度数在 600 度以上的高度近视患者要警惕视网膜脱离风险。作为视网膜脱离高危人群的近视人群该怎么做来预防视网膜脱离？

　　首先最重要的一点，就是每年散瞳检查周边视网膜！

　　其次是当眼睛出现如下症状时，就预示着出现视网膜脱离的征兆了。

　　1. 飞蚊感

　　视网膜上有裂孔后，视网膜色素上皮细胞通过裂孔游离到玻璃体中，于是出现飞蚊症。这种飞蚊症发展快，第一日是一两只"蚊子"，第二日就变成十几只"蚊子"。

2. 闪光感

当视网膜与眼球壁分离时，视网膜上的感光细胞（锥细胞和杆细胞）受到了刺激，于是患者就有闪光感，犹如闪电一样，一亮一亮的。

3. 视野缺损

黑影的出现说明在一定范围内视网膜已完全脱离了，当视网膜脱离后得不到来自脉络膜的营养，功能发生障碍，这一区域的视网膜就看不见东西了，而成为一个黑影区。

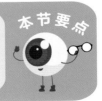

本节要点

近视人群，请不要忽视眼睛的健康检查，每年要筛查近视的并发症。

（甘嘉禾）

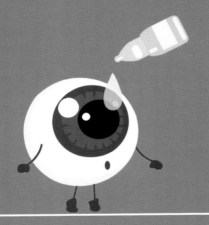

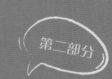

第二部分

实战篇

眼科医生如何给自己的孩子防控近视

　　本书的第一部分我们介绍了很多防控近视的知识,第二部分我们从理论到实践,看看北京同仁医院眼科医生妈妈们是如何给自己的孩子防控近视的。第一章是乔春艳医生分享自己和儿子的视力保卫战,第二部分是其他医生妈妈防控近视的实战分享。相信通过一个个有趣的小故事,会有助于大家更好地理解近视防控的知识。

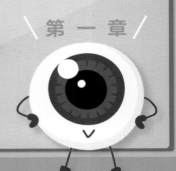

第一章

我和儿子的视力保卫战

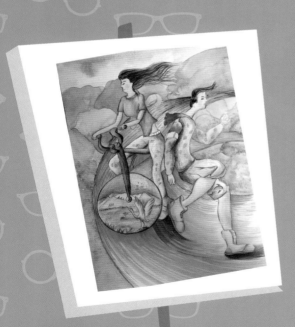

《户外活动，保护眼睛》
作者：阙宇程

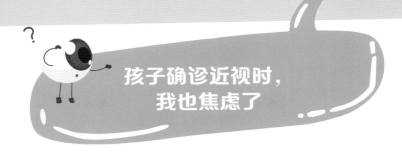

孩子确诊近视时，
我也焦虑了

作为眼科医生我自然是特别注意保护孩子的眼睛。但是2020年的暑假常规检查时我发现自己的孩子近视了。突如其来的疫情，"史上最长假期""停课不停学"居家上网课的生活加速了孩子的近视进程。

从眼科医生变成了患儿家属，一时难以接受，我一下子就不开心了，感到焦虑和挫败，那么多年的努力最终还是近视了。作为从医二十多年的眼科医生，我自认为很理性，但面对孩子的近视，我还是做不到平静如水，一下子特别能理解带着孩子来看病的家长们的心情。

焦虑带来的不仅是痛苦，还有思考和重视。适度焦虑是好事，人生不如意事十有八九，预期和现实常常是有差距的，我们需要不断地妥协，降低期望值，调整心态。原来一直期望通过努力尽量不让孩子近视，现在已然近视了，而且近视不能治愈，那就接受现实，宽慰自己戴眼镜也没那么可怕，我和先生不都戴着眼镜嘛！过去的努力也不是白费的，如果不做那么多努力的话，近视会发生得更早；现在仍然需要继续努力，目前有很多方法可以延缓近视的进展，希望通过努力不发展成为高度近视！

对于我，焦虑是短时间的，我没有陷在焦虑中，而是调整了期望值，想清楚下一步该怎么办，用积极的行动来应对问题、缓解焦虑。我之所以可以很快走出焦虑，是因为我有足够的知识储备，我知道该做什么，未来会怎样。我写这本书也是想让更多的家长了解相关知识，从容应对。

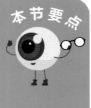

　　发现孩子近视后，医生和其他家长一样，也焦虑了，但不同的是，有足够知识储备的我很快就接受了现实，调整了期望值，继续为孩子不发展成为高度近视而努力。希望本书带给你的知识能助你走出焦虑，积极面对！

（乔春艳）

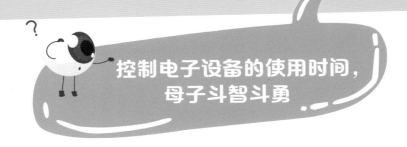

控制电子设备的使用时间，
母子斗智斗勇

家庭是孩子近视防控的主要阵地，作为家长我们努力学习并了解近视防控的知识，更重要的是实践。纸上得来终觉浅，绝知此事要躬行。知晓道理是简单的，但做到知行合一却并不简单。家长说了孩子不一定听，听了不一定做，做了不一定认真做到位。我想和大家分享几个有趣的小故事，看看眼科医生妈妈和儿子在近视防控过程中，是如何斗智斗勇的。

故事 1：儿子整天唉声叹气

为了控制儿子看电子产品的时间，在孩子能听懂话的时候，我和孩子就商量好每天看动画片时间不能太长，每次 15 分钟。孩子小的时候，一般大人都陪着看，到时间就停下来。孩子慢慢长大，他开始独自看动画片。我记得在儿子 6 岁时，有一次孩子独自看了一个多小时的动画片，我发现后特别生气，和他说："说好了每次不超过 15 分钟，今天看了 80 多分钟，你透支你未来 3 天看动画片的时间，未来 3 天你不能看动画片了。"孩子特别不愿意，但又无奈、无助。未来的 3 天我真的就不让他看动画片了，那 3 天我明显感觉到孩子很不开心，整天唉声叹气的。当妈的也心疼，但规则制订了就得执行，否则后面我们再说什么孩子就不听了。同时我也反思，孩子太小没有自控力，我们自己看手机、看视频时也经常忘了时间，让孩子自觉自愿地到了 15 分钟就停下来确实不容易。我想到了用闹铃来提醒，我和孩子一起买了一个他喜欢的闹铃，让孩子自己养成使用闹铃的习惯，开始玩手机、看电子产品、读书及学习时都设置闹铃，到点儿就停下来休息，避免持续长时间近距离用眼。执行过程中家长的监督、检查是必不可少的。

故事 2：现在不看，以后就没有机会了

孩子 10 岁时，我带他去新加坡旅行，在机舱口我幸运地被升舱了，儿子一个人坐在经济舱，我不放心他，时不时到后面去看看他。每次去看他，他都目不转睛地盯着前排座椅后面的屏幕，时不时还开心地笑。我提醒他不能长时间看，需要停下来休息眼睛，他嘴上答应好，但是眼睛还是舍不得离开屏幕。这样的状态持续了快一个小时，我实在忍不住了，就叫他站起来离开座位活动一下。我凑近低声和他说："这么持续看对眼睛特别不好。"他说："家里没有电视，现在不看，以后就没有机会了。"我说："我没限制你每天用手机或者 ipad 看一会儿动画片呀！"他说："作业写不完不让看，作业写完了时间太晚了也不让看。我总不能自由地看我想看的。"我突然意识到孩子是在报复性看电视、看动画片，之前压抑的饥渴今天全部释放出来了，就像弹簧压得越厉害反弹就越厉害。我和孩子说："我理解你的想法，你觉得妈妈说得有道理吗？"儿子点点头。我说："今天飞行时间长，如果你想看动画片没有问题，但是每隔 15 分钟必须暂停视频，休息一下眼睛，然后再看。如果你自己不能把控时间，我可以到点过来提醒你；如果你做不到的话，我就换座位坐到你身边看着你。"孩子好不容易有机会暂时脱离我的唠叨，自然不想我坐到他旁边。他答应了，后来也做到了。

这件事让我真切地意识到 100% 禁止电子产品是不可取、不

可行的，过度"饥渴"会导致报复性反弹。亲子之间心平气和、平等地谈话沟通，相互了解彼此的想法，达成共识和合作。

故事 3：母子"猫捉老鼠"的游戏

随着孩子慢慢长大，心眼儿也多起来。妈妈不让玩电子产品，孩子会想方设法地玩。母子"猫捉老鼠"的游戏每天都在上演。

孩子的手机平时我都收着（其实是藏起来），放学回来写完作业后才拿出来给他玩一会儿。我经常下班晚，儿子常打电话问我什么时候回家。大家可能会想：儿子比较依恋我，非也，儿子希望妈妈早点回家，因为妈妈到家了，才有可能把手机给他玩一会，妈妈藏手机的地方爸爸不知道。我逗儿子："你是想妈妈还是想手机了？"儿子总是憨憨的不好意思地笑。

每次玩都得和妈妈要手机，太麻烦了。于是儿子把家里旧手机都找出来充好电偷偷玩游戏，旧手机不能接打电话，但是玩游戏不耽误。我发现后把旧手机也都收走藏起来了。

上厕所是难得的独处时间。每次上厕所儿子都要求带着手机，说想用手机听音频（他有用手机听音频的习惯）。后来我发现他是躲在卫生间玩手机，还美其名曰在利用碎片化时间。我说："为了玩游戏，你已经把碎片化时间变成大段时间了。"我不让他带手机进去，想办法把手机藏起来。为了防止我提前把手机拿走，他和我说："妈妈，我需要手机看看老师发的作业"，然后拿到手机就去卫生间了。进去了我能做的就是催他快点出来。

有一次我和儿子说："如果你把玩手机的时间都用于学习该多好。"儿子说："妈妈，你如果把工作的时间都用于玩手机多好。"我说："我做不到。"儿子说："我也做不到呀。"

这些事引起了我的思考：电子产品对近视防控是不利的，但当下完全不接触电子产品是不可能的。如何把握这个度是需要智慧的，长时间严格管控是不得已而为之，但并不是上策。如果欲望总得不到满足，孩子会自己想办法去满足；平时得不到满足，一旦有机会就会报复性玩，没有节制地玩。而且青春期的孩子还有可能出现越不让我干的事情我越干，那样就更麻烦了。我们大人也经常会通过电子产品放松自己、释放压力。我们需要培养孩子自我管理的能力，这是个长期的过程，有时候我们需要学会妥协，手机和电子游戏不是洪水猛兽，找到一个平衡点，尽量兼顾学习、健康和游戏。想玩电子游戏、看动画片、玩手机都可以，但得控制好时间，到了时间就停下来。有时候我会主动陪孩子看视频或看他打游戏，我想知道他喜欢什么。在他特别不想学习时，硬逼着他去学习，效果并不好。青春期会激发逆反情绪，反倒不如陪他一起做他想做的事情，让他适度放松后再回到学习状态。比如有几次周末早上孩子起床后，我认为应该先做完作业，然后玩手机。可是孩子就是学不进去，想先玩手机。我坚持了几次，发现孩子是人在曹营心在汉，坐在那里学习效率并不高。我妥协了，给他手机，说好玩多长时间，玩完了就学习。我和孩子说："妈妈是守信用的人，希望你也守信用。如果你守信用，咱们以后先玩一会也是可以的。"这样试了几次效果还可以，定好闹钟，玩到点儿了就主动把手机给我去写作业了。

儿子是我和先生从小带大的，我们和孩子一直都有很好的沟通。孩子是独立的个体，我不认为"我是妈妈，我是眼科医生，我说的都对，你就得听，就得按照我说的去做。"**不能用权威去强迫孩子，不能把我们的想法和观念强加给孩子，而是让他认同**

我们的想法，心服口服，然后帮助他去做到知行合一。建立平等、信任和尊重的亲子关系特别重要，孩子和我们无话不谈，我和儿子都很享受每天睡觉前的"卧谈会"。得到爱和尊重的孩子也懂得给别人爱和尊重。道理反复讲，他都明白，我妥协不是我之前说得不对，而是妈妈尊重他，尊重他的意愿；反过来，孩子也不会放肆地没完没了地玩，他也学着自律和节制，会尊重我们对他的尊重。

我和孩子沟通过为什么喜欢玩手机、玩游戏，他说："我没有什么其他好玩的事情可做呀。"独生子女缺少玩伴，我们需要想办法挖掘一些孩子感兴趣的其他活动，让更有趣的事情把时间占满，孩子惦记玩手机的时间就少了。比如约小伙伴一起外出游玩、出去打球、摄影、玩无人机、骑自行车等。

每个孩子都是不一样的，我的做法不一定适合其他的孩子。家长们需要摸索适合自己孩子的做法。亲子之间需要相互尊重、相互信任。孩子经常达不到我们的期待值，但是无论他是否优秀、是否自觉，我们都接纳他、爱他、鼓励他，家长不可能永远陪伴他、监督他，需要孩子自我管理，有发自内心向好的意愿，家长的角色是陪伴、指导和鼓励，帮助孩子建立自信心、培养自律性，调动他内在的动力和能量。

本节要点

近视防控，坚持原则，适度妥协，培养孩子的自律是最重要的。

（乔春艳）

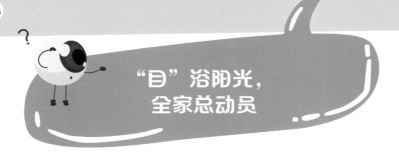

"目"浴阳光，
全家总动员

　　户外活动是防控近视性价比最好的投资，省钱、管用！很多研究都表明，增加户外活动可以预防近视，可以降低近视的发病率。

　　有的家长认为户外活动可以预防近视，是因为眼睛得到休息。既然是休息，在室内避免近距离用眼，让眼睛休息，效果是一样的吗？**在室内休息眼睛等同于户外活动吗？答案是否定的，不能等同！**

　　户外活动强调的是户外、户外、户外！为什么强调户外？是因为光照强度，较强的光照强度可抑制人类近视的发生。目前认为强光照会使瞳孔缩小，从而加深景深，减少因为离焦导致的视物模糊，从而抑制近视的发生；另外，强光可以增加多巴胺的合成。多巴胺的合成和代谢具有光依赖性，受周围光照亮度、时间的影响。视网膜内的多巴胺含量白天浓度高，夜间较低。昏暗照明可以导致近视的形成。

　　有研究表明，无论是疯跑瞎玩、休闲放松，还是体育运动，做什么不重要，只要白天待在户外就有效果，就不容易患近视，室内活动起不到相同的效果，晚上出去效果也不好（详见第七章的"如何科学地通过户外活动预防近视"）。我国广东的一项研究发现，每天增加 40 分钟户外活动的 6～7 岁小学生，与没有增加户外活动的对照组相比较，随访 3 年，2 组近视率分别是 30% 和 40%，证明了户外活动可以预防近视的发生。北京同仁医院开展的河南安阳眼病研究发现，没有患近视的孩子，户外活动的预防作用比较强，如果已经得了近视，户外活动的保护作用不明显。看来户外活动要趁早、趁小！

我们需要动脑筋想方法，让孩子在户外待的时间越长越好。孩子上学前，白天能在外边玩尽量在外边玩；上学后家长能掌控的时间只有放学后和周末，我在生活中想方设法去创造、增加或延长孩子的户外活动时间。比如接送孩子上下学时，我家是能用自行车或电动车，就不用小汽车；满 12 岁后我就让孩子自己骑自行车上下学，从而增加户外活动时间；需要公共交通时，如果不赶时间，优先选择公交车，而不是地铁。选择体育运动项目时也是优先选择在户外开展的项目，比如轮滑、放风筝、足球、网球、羽毛球等。放学后只要是天亮着的，孩子就先在楼下玩一会儿再回家吃饭写作业；周末尽量抽时间陪孩子出去玩一会儿。

同时多利用碎片化时间，和孩子反复说户外活动的好处，嘱咐他在学校时能出去玩尽量出去玩，课间休息、上体育课、在操场做广播体操等都是很好的户外活动时间。儿子的小学校园里有个户外小动物园，里面有兔子、鸡和鹅，孩子们都很喜欢这些可爱的小动物，抽空就跑出去看小动物，户外时间自然就增加了。

增加户外活动时间，必然会减少室内学习的时间，减少近距离用眼时间，一方面特别有利于近视防控，另一方面，孩子们学习任务重，如何平衡二者，做好时间管理，需要家长们的智慧。

我家儿子比较宅，在家不会主动去户外活动。我们就想办法调动他的积极性，有时候全家总动员，一起出去活动。我儿子有段时间喜欢无人机，我们就给他买了个小无人机，不用我们催促他，他得空就下楼玩飞机去了；喜欢摄影，就买了照相机和手机，鼓励他出去拍照，我自己也陪着拍，然后一起讨论拍照技巧；下雪了一定会出去玩雪、打雪仗；下雨了打着雨伞出去听雨、看雨；为了让他参加户外活动，给他报名滑雪冬令营，结果儿子爱上滑雪，每次去滑雪都乐不思蜀。儿子刚学会骑自行车时，瘾特别大，用他自己的话说，想骑着自行车去任何地方，周末全家总动员，骑上车出去转老北京的胡同，感受传统文化。我记得 2020 年初夏，我和儿子骑车从前门逛到琉璃厂，因为疫情游客稀少，胡同里很清净。正值黄昏时分，美丽的夕阳照在古香古色的胡同里，儿子悠然地骑着自行车，路边坐着饭后乘凉聊天的人儿，悠闲、安静而温暖，古老的北京城，时间在慢慢地流淌，岁月如此静好！孩子能在我们身边的时间不多，珍惜在一起的美好时光，多一些在一起的家庭活动，事后回忆起来的都是满满的美好（图 12-1）。

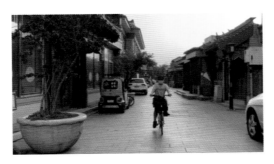

图 12-1　在古色古香的胡同里骑行

　　户外活动 / 运动不仅对防控近视有利，还好处多多。现在儿童青少年出现心理问题的比较多，孩子越亲近大自然，越多户外活动，离焦虑和抑郁就越远。另外，纽约大学神经科学教授Wendy A. Suzuki 经过一系列研究发现，运动能改变大脑。运动后专注力、注意力、记忆力都会提高。只要去运动，就能对大脑产生立即、持久且有保护作用的益处，并能持续一生。一起运动吧，户外运动吧，不做书呆子，远离小眼镜。

　　爱我们的孩子吗？如果爱，就让他们出去玩吧！

近视防控，"目"浴阳光，户外活动，利眼利脑、利身体健康、利心理健康，何乐而不为。

本节要点

（乔春艳）

如何练出好视力？
眼科医生如何给自己孩子
选择运动项目

任何运动都是有益于孩子身心发育和健康的。从近视防控角度说，眼科医生们会更垂青哪些运动项目呢？什么运动项目更有利于近视防控？

近视防控特别强调户外活动，所以能在户外进行的运动都是好的，比如跑步、跳绳、轮滑、踢毽子、足球、篮球、网球、羽毛球、乒乓球、高尔夫球、马术、滑雪、帆船等。儿童在户外疯跑、疯玩、放风筝等也是好的。平时在学校很难保证每天2小时户外活动，课余时间通过参加户外运动，基本上都能达到户外活动2小时的目标。

另外，能锻炼眼睛调节能力的球类运动比较推荐羽毛球、乒乓球、网球等。打球时我们需要一直关注球的轨迹，球在一定空间范围内从远到近、从近到远，双眼在追随过程中，在看远看近间不断调节，睫状肌不停地收缩、舒张，运动可以有效锻炼眼睛的调节功能，改善睫状肌的紧张状态。运动时不仅全身肌肉在运动，眼睛上的肌肉也在运动，眼外肌是附着于眼球壁上的肌肉，负责眼球运动，上下左右转动都靠它。运动时眼外肌需要不断运动，在不断地追随、定位球的过程中，眼睛的运动融像功能、空间知觉功能也得到了有效的锻炼。打球时眼球不断运动，眼部血液循环会增加，有助于消除眼睛疲劳，预防近视。

　　我希望儿子学习足球、篮球和网球，孩子自己选择的是篮球和羽毛球，理由是网球打到身上会疼，羽毛球不会（当妈的我很无语）。后来到了中学，他开始踢足球。另外，儿子特别喜欢滑雪，没有疫情时，每年寒假都在滑雪上花不少时间。只要他喜欢体育运动，做什么都不重要，享受运动的快乐就好。

　　选择运动项目时，眼科医生妈妈们更青睐户外的、对锻炼眼睛有好处的球类运动。

（乔春艳）

我的眼睛，我做主
——培养孩子爱眼、护眼的自觉性

　　家长需要学习护眼常识，有健康意识，家长重视，自然就会影响到孩子。孩子也需要建立健康意识，**每个人都是自身健康的第一责任人**。在孩子成长的路上，我们不可能时时刻刻陪在孩子身边监督和提醒他们，我们需要教育、引导孩子自己重视健康，有爱眼的意识，自觉爱眼、护眼。

　　作为医生，我坦率地告诉儿子不是每种病医生都能治愈，很多病医生是无能为力的。近视就是其中之一，一旦得了就不能根治，而且还有可能越来越重，有可能发展为高度近视，可能出现视网膜脱离、黄斑出血等更严重的并发症。通过预防不得病是最好的！

　　以我自己为例，如实告诉孩子近视戴眼镜给生活带来哪些不便。我双眼都近视，冬天从室外进入室内，眼镜上起雾什么都看不清。我开玩笑说，如果这时候有人打我一下，我都不知道是谁打的，当"睁眼瞎"的感觉一点都不好。而且跑步时因为出汗，眼镜总往下滑；戴了眼镜，夏天不方便戴太阳镜，冬天不方便戴滑雪护目镜。因为我右眼近视度数比左眼深，右眼比左眼更容易出现疲劳感，飞蚊症出现得比左眼早，右眼周边的皮肤皱纹也比左眼更早出现。

　　言传加身教，做家长的也要身体力行，养成健康习惯，比如不躺着 / 趴着看书，不在暗处看书，不吃饭时看书、看电视、看手机，近距离用眼（读书、画画、看手机等）一段时间后休息一下眼睛。近距离用眼的时间随年龄不同而不同，年龄越小时间越短。我家孩子 13 岁，一般学习 45 分钟休息一下。我们在家会上个闹铃，到时间闹铃响了就开始休息。休息时可以干任何非近距离用眼的事情，比如逗逗猫咪、透过窗外眺望远方、闭上眼睛转转眼球、下楼转转、和家人聊聊天、喝水、吃水果等都行。一定不能刚放下书本，又拿起手机，孩子觉得玩手机就是放松，但是对眼睛而言，一点儿都没有得到休息。

家长带孩子积极参加户外活动，一起出去活动。我们和儿子常一起户外跑步、快步走、打羽毛球，边活动边聊天，对眼睛好，对身体好，对亲子关系好。儿子学会骑自行车以后，我们一家三口经常周末骑车外出，逛逛老北京的胡同，吃吃老北京的小吃。一定要白天天亮着出门，天黑了再出去对眼睛就帮助不大了。这样也有助于帮助孩子做好时间规划，督促他不磨蹭、不拖延，提高学习效率（图 12-2）。

图 12-2　周末沐浴阳光

让孩子知晓户外活动的重要性，除了家长带动，孩子自己也得重视户外活动，每天争取户外活动的时间尽可能长，比如课间休息时不再看书、学习，能出去尽量出去，如果不能出去，远眺或离开座位和同学们聊天、到走廊走走都行。爱玩是孩子的天性，**户外活动是最省钱、最安全、最有效的近视防控方法**，何乐而不为呢？

　　告诉孩子要积极关注自身身体状况，自我感觉身体不适、视力发生变化、看不清黑板时，一定要及时告知家长和老师，尽早到医院做检查和治疗。我见过好多孩子第一次来检查，散瞳验光就已经 300～400 度近视了，如果孩子早点说，家长早点关注到，都有可能更早地发现近视，给予积极干预，延缓近视的发生和发展，避免发展成为高度近视。

　　健康是自己的事，孩子小的时候我们照管他们，孩子大了就要学会自己管理自己。**从小培养孩子的自我健康意识，重视健康，自觉爱眼护眼，做家长的才能省心。**

　　家长以身作则，言传身教，从小培养孩子的健康意识，自觉爱眼护眼。

本节要点

（乔春艳）

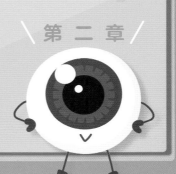

家家都有适合自己念的经

——同仁眼科医生妈妈们防治孩子近视的小·努力

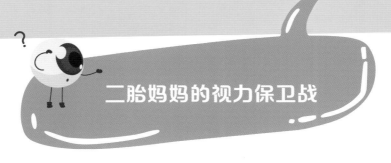

第 二 章

二胎妈妈的视力保卫战

　　我是一位工作 10 多年的眼科医生，也是两个男孩子（哥哥 9 岁，弟弟 3 岁半）的妈妈。从这两个身份上讲，我在保护孩子眼睛这个话题上还有些发言权。平时在眼科门诊遇到最多的就是近视的症状，比如因眯眼、斜眼看东西等来咨询、检查的家长和孩子。其实，我在日常生活中对孩子眼睛的防护，和在门诊给家长们提供的建议是一样的。但门诊时间有限，很难说得特别详细，所以有这样的机会分享自己的经验，以自己的孩子作为实例来给大家介绍近视防控知识，感觉特别有意义，相信会对关心近视问题的家长和孩子有所帮助。

　　我和孩子的爸爸都近视，我是 600 度，爸爸是 200 度，所以从遗传上而言，我家孩子没有基因优势，是比较容易近视的。所以从哥哥出生后，我们就特别注意帮助他保护眼睛，避免发生近视。因为我和爸爸工作比较忙，很多时候是姥姥、姥爷帮忙带孩子，在我的日常性科普灌输下，姥姥、姥爷也成了半个专家。

　　除了极端天气，孩子们从小每天都要户外活动。上幼儿园前，夏季上午去公园玩，下午睡醒后一直到晚饭，基本是在小区里玩。冬季会在室内的儿童乐园玩，10 ~ 15 点暖和的时候，要在外面晒 2 个小时太阳。上了幼儿园后，放学直接带到公园玩到天黑再回家吃饭。白天在户外接触足够的太阳光，一方面 5 米以上视野开阔的距离可以让眼睛充分放松；另一方面，阳光促进视网膜分泌多巴胺，延缓眼轴变长，可以预防真性近视。当然，如果去海边、滑雪场、沙漠这类阳光特别强烈的地方，戴帽子、太阳镜还有专业的滑雪镜，都是必要的，我们也要注意防护紫外线对孩子眼睛的伤害。晚饭后，孩子们也会在家玩玩具、画画、看绘本，为了避免在空间小的室内近距离用眼时间过长，姥姥、姥爷也会带孩子去户外、舞蹈室或是乒乓球馆等地方活动到晚上8点再回家。睡觉前，孩子们会读30分钟左右的绘本，保护眼睛重要，提高阅读能力也很重要，控制好阅读时间，是没有问题的。

电子产品是很难避免的，平时姥姥、姥爷也喜欢吃饭的时候看会儿电视，孩子们也会跟着看新闻和天气预报。哥哥4岁的时候，有一段时间喜欢吃饭时用平板电脑看动画片，为了避免小屏幕可能引起近视的危害，我就给他买了一个投影仪（使用投影仪需要相对暗的环境，也存在频闪高等一些弊端，容易引起视疲劳）。一次不超过15分钟，一天2~3次，控制好时间让孩子看动画片是可以的。哥哥也从巧虎、佐拉等动画片中学了不少唐诗、汉字和英语知识。另外，投影和电视因为屏幕大、距离远，还是比手机和平板电脑好一些。使用距离，一般是屏幕对角线距离的1.5倍以上，能够保证观看的清晰度，也能保证眼睛不会过分疲劳。一般情况下，成人回到家拿着手机看，孩子们会好奇，也会争抢手机，为了避免这种情况，我回到家就会把手机藏起来，除非必要的电话，尽量不看手机，给孩子们做表率。

哥哥3岁上幼儿园，学校就开始对孩子们进行视力筛查，哥哥一直是0.8以上的视力。随着年龄的增长，哥哥上小学以后，学习、阅读、弹钢琴等近距离时间越来越多，户外的时间变少了。尽管学校筛查没有问题，我还是会每半年带他到眼科做散瞳验光、测眼轴等检查，看有没有出现假性近视及眼轴增长。哥哥

6 岁时，显然验光发现他有 50 度的假性近视，散瞳验光后变成了 + 50 度远视储备。我就紧张起来了，一方面刻意加强户外活动，减少他用平板电脑上网课和做课外习题的时间，另一方面加上了医学干预，用上了 0.01% 阿托品滴眼液，每晚 1 次，一直坚持用药（低浓度阿托品是近年来国内外研究的热点，药物本身能够麻痹睫状肌，通过药物方式让眼睛放松，改善假性近视，也能够防控真性近视加重，但需要由专业医生开具处方，才能使用），至今双眼视力都是 1.0，每半年监测眼轴和散瞳验光的结果没有进一步近视的趋势。哥哥至今用药快 3 年了，因为视力一直保持得很好，我开始准备把 0.01% 阿托品滴眼液逐渐减量，变成隔日 1 次，然后隔 2 日 1 次，延长间隔时间，最后逐渐停用。停用 1 年，观察他视力和眼轴的变化，如果还是很好，就继续停用。如果出现近视趋势再及时用药，避免长期使用低浓度阿托品滴眼液对孩子瞳孔和调节功能的影响（长期使用低浓度阿托品可能引起瞳孔散大、调节功能下降，引起孩子畏光、近视力下降等问题，需要孩子定期到眼科检查裂隙灯、调节功能等）。

除了严格的户外活动、眼科监测和医学干预，孩子们也有一些比较好的运动习惯。他们两个都非常喜欢运动，轮滑、游泳、篮球、羽毛球、乒乓球大多数都是室外的，积极锻炼身体有利于保护视力，也有利于长高及增强抵抗力。充足的睡眠也同样重要，早睡早起，午间小睡，充分休息，对放松眼睛有帮助，对生长发育也很重要。

姥姥、姥爷都是美食爱好者，一日三餐都荤素搭配，努力做到美味丰盛，孩子们也不挑食，三餐吃得好、吃得饱，零食自然就吃得少了。营养均衡同样对眼睛很有好处，也对孩子的身体有好处。孩子应少吃高盐、高油、高糖的零食。

　　总结一下，从眼科医生妈妈的角度，从孩子小的时候就要开始保护眼睛的行动，多户外运动，少近距离用眼，充足睡眠，均衡营养，都是日常保护视力的法宝。另外，还要保持每年 2 次（最好在寒暑假）给孩子进行视力和眼轴等监测，早发现眼科疾病的苗头，尽早进行干预治疗。

　　医学发展得很快，目前有低浓度阿托品、周边离焦眼镜（相比于普通框架眼镜，能起到防控近视的作用，又能避免了接触角膜引起感染的风险，现在临床使用较多）以及角膜塑形镜等方法，可以起到控制近视发展、保护眼睛的作用。随着孩子年龄增长，屈光状态从远视储备降低到近视或伴有散光等改变，还可以进行新的治疗选择，所以家长们要坚持每半年去眼科给孩子做相关检查，保护视力，从小做起，从细微做起，一起让孩子远离高度近视！

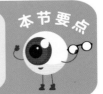

给大家总结一句简单的口诀：多户外，少用眼；足睡眠，不挑食；寒暑假，查眼睛；保视力，齐加油！

本节要点

（张　慧）

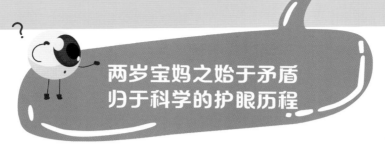

两岁宝妈之始于矛盾归于科学的护眼历程

我是一位 2 岁小朋友的妈妈，同时也是一位眼科医生。因为职业的关系，自从有了娃，我对她的眼睛总表现得有些过度关注，主要体现在避免发生眼外伤这一方面。对于近视，因为有专业知识储备，知道近视发生是受遗传和环境因素两个方面影响的，高度近视的发生更是与遗传因素明显相关；而我和娃爸这种100～200 度的"后天型"轻度近视患者，自认为遗传因素是几乎没有的，因此默认只要控制好环境因素，娃发生近视的概率应该是不大的。

然而，很快我就开始焦虑起来了，因为娃在 8 个月大的时候就对手机等电子产品产生了极大的兴趣，到了 1 岁多会咿咿呀呀说话的时候竟然会自己提出要手机。不仅如此，由于娃不爱吃饭，姥姥在带娃的时候会让她边看电视边吃饭，营造良好气氛以增强食欲。而同时期，一位好朋友家的娃来找我看眼睛，检查后发现这个不到 4 岁的小朋友居然双眼有了 400 多度的真性近视，而他的父母也都只是轻中度的近视。于是我开始拒绝娃使用一切的电子产品，手机、平板电脑统统藏起来，吃饭的时候不允许娃看电视。但是因为孩子还小不懂事儿，经常会闹脾气，搞得吃饭的时候总是大人吵、孩子闹，不得安宁。

这时候家人看不下去了，开始对我进行集体批评教育，提醒我预防近视是很重要，但不能过于焦虑、烦躁，妈妈拥有平和、健康的心态和情绪对孩子来说是最重要的；而且，我身为一名眼科医生，预防近视更应该从科学的角度出发，一味地拒绝一切用眼的事情并不一定是正确的，同时也是不可行的。家人的提醒让我冷静了下来，经过思考后，用专业的知识和科学的态度对娃的近视预防做出几条可行的方法，和大家分享。

1. 减少近距离用眼

其实近距离用眼，无论是看书、看电视，还是看手机和平板电脑，时间过长的话对眼部都是负担，会引起睫状肌过度痉挛从而发生近视。那么，为什么电子产品通常会比书更引起家长的警惕呢？主要是因为电子产品的光线会对人眼造成持续的刺激；因为画面和内容过于吸引人从而经常会导致观看时间过长，因此电子产品对眼睛的危害性往往大于书本。但其实无论是何种形式的近距离用眼都不宜过度。

2. 养成良好的用眼习惯

近距离用眼其实是无法完全避免的。在上学以前可以尽量减少或避免电子产品的使用，但是看绘本、读书仍然是小朋友生活中很重要的一项活动；当开始上学后近距离用眼和看电子产品的机会会明显增加。所以一定要养成良好的用眼习惯，无论是看书还是看电子产品，要有时间和距离的限制；要看近和看远结合，即近距离用眼一段时间后就应该看远一段时间，使睫状肌恢复放松状态；并且要在光线充足的地方看书或电子产品，避免灯光昏暗，这些习惯都可以较好地预防近视的发生。

3. 多进行户外活动

每天坚持至少 2 小时的户外运动对于近视的预防至关重要，因为户外环境的光线强度远高于室内，有研究证实，户外的光线是近视发生和进展的保护因素。此外，户外活动时所看到的物体大多距离眼球较远，不需要睫状肌收缩产生调节作用，眼睛处于放松的状态，不易出现用眼疲劳和近视。家长陪伴孩子户外活动，既增进了亲子感情，又避免了小朋友长时间近距离用眼。亲身经历告诉我，其实与电子产品比起来，小朋友更喜欢和自己的爸爸妈妈互动和玩耍。

4. 保证均衡饮食和充足的睡眠

日常生活中要保证小朋友的饮食均衡，能够摄取到各种营养素；避免过度摄入甜食，以免影响巩膜组织的弹性从而使近视易于发生。此外要保证充足的睡眠，使眼部组织在睡眠中能够充分放松。

以上便是一位眼科医生妈妈对娃护眼相对科学而又可行的小建议，希望对大家有所帮助。当然，其实这些方法在执行的时候也会遇到各种问题。举个小例子，通常晚饭后，我家姥姥习惯看电视剧，其实娃对电视剧的内容并不怎么感兴趣，但是在玩儿的时候偶尔也会时不时看一眼电视。对于这种情况，我不能够完全杜绝家人看电视，因此就想了另一个办法。就是在远离电视的区域给娃设置小天地，里面有她的小桌子、小椅子和各种玩具。当家人看电视的时候，我就会把娃引导到她的小天地，和她一起玩耍，这样既避免了她长时间看电视，又能让家人享受娱乐，一举两得。

总而言之，每一位妈妈在面对娃的时候，都会有各种各样的小焦虑，作为一名眼科医生，我对待孩子的眼睛也无法完全淡定。但希望通过这些小建议，能够让和我一样有着小焦虑的妈妈们正确地对待近视的预防，在尽量保证家庭和谐、宝贝开心的前提下和小朋友们一起努力，不发生近视或延缓近视的进展。

（张　烨）

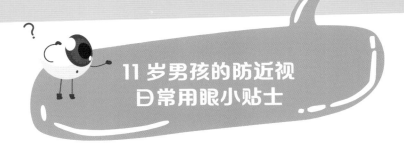

11 岁男孩的防近视日常用眼小贴士

我家孩子目前屈光状态：裸眼视力双眼 1.2，散瞳验光后双眼屈光状态 +0.25D。以下是我的一些防近视经验。

1. 网络学习环境设置

电脑更适合网络学习。比起手机和平板电脑，电脑的字体更大，并且可以设定更远的观看距离。

电脑显示器亮度不要太亮，也不能过暗，以清晰、舒适为宜。

显示器不要面对窗户，避免形成屏幕对阳光的反射和光散射。

环境亮度要适中，夜间使用电脑也要在有背景光的环境下。

2. 学习时用眼时间的设定

建议持续近距离用眼（包括写作业、阅读、网络学习）时间控制在 45 分钟以内为宜。

持续近距离用眼后，建议增加 5～10 分钟远眺时间（可以站在窗前向窗外眺望），让眼睛的睫状肌得到相应的休息。

3. 学习时光照环境的设置

室内光线尽量模拟太阳光，灯光不要闪烁，亮度不要过强，以阅读清晰、舒适为宜。

晚上在开台灯的情况下，室内要开启顶灯，保证背景环境不黑暗。

4. 在室内有益于眼健康的小运动

（1）简易乒乓球。

（2）简易网球。

（3）远眺窗外和家长比谁看得远。

5. 有益于眼健康的食物

富含维生素 A 和维生素 C 的食物都对眼睛有益。

例如胡萝卜、玉米、绿色蔬菜、鸡蛋、鲜牛奶、酸奶，饮食尽量做到营养均衡。

避免过多地摄入甜食和高盐、高脂食物。

还有一件重要的事：建立屈光档案，每半年测量一次视力和屈光参数。

（李　婧）

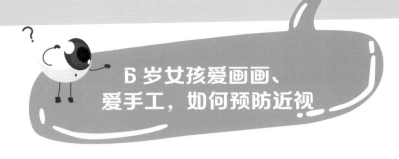

6岁女孩爱画画、爱手工，如何预防近视

　　我女儿6岁了。画画、做手工……所有的近距离活动，都是她最大的爱好。除此之外，还有每天1小时的小提琴练习，需要一直近距离盯着琴谱；每周有2～3次网课，上课时需要盯着平板电脑至少1个小时……为此眼科妈妈非常头大，因为这些活动的用眼强度都比较大，如果没有掌握好平衡，孩子很容易早发近视。

　　画画，可以很好地培养孩子的精细动作和专注力，但是专注时间越长，意味着近距离用眼的强度越大，其实是眼科医生最不提倡的。此外，学乐器基本上是所有女儿们的标配了，琴谱上的"小蝌蚪"们那么小，排得又那么密，我陪练半小时也会有视疲劳的症状……网课，现在也已经是每个孩子都接受的上课方式了，随着时代变化，能够让我们越来越方便地接触到知识，也有越来越多的时间近距离用眼。

　　相信很多女孩家长都有类似的同款女儿：喜欢在屋子里做一些安静的活动，不喜欢去户外运动。

　　如何在培养脑系女儿的同时，又尽可能地不让孩子出现视疲劳，发生近视呢？以下是我做的一（bǔ）些（jiù）努（fāng）力（àn）。

方案 1：如果需要画画和练琴，可以遵从以下医嘱

时间：尽量选择在白天。

位置：选择在窗边光线明亮的地方，窗外能看到树最好。

间隔：半小时就让孩子休息一会儿。

其他情况：如果是晚上学习，一定选择光线明亮的房间，台灯和环境灯都要配齐。

不良反应处理：如果孩子有揉眼、眨眼频繁的视疲劳症状要尽快休息，一定不能继续用眼了。除此之外，孩子如果出现视疲劳症状了我通常会选择方案 3 联合方案 4。

方案 2：如果需要用平板电脑学习，可以遵从以下医嘱

时间：不限制，遵从老师时间，但尽量在白天。

方法：选择屋里最大的电视，让孩子坐在距离电视最远的位置，然后用平板电脑投屏功能，把上课内容投到屏幕上，然后平板电脑背冲着孩子，需要点屏幕的时候再转过来。

间隔：半小时就让孩子休息一会儿。

不良反应处理：如果孩子有揉眼、眨眼频繁的视疲劳症状要闭眼休息或者远眺，可以考虑方案 3 联合方案 4。

 方案 3：户外活动

常规活动：早饭前后和晚饭前后尽可能带孩子出去户外活动，计划活动时间长，可以到最近的小公园，选择跑步、骑车这类有氧运动。另外，放风筝对放松眼睛的效果很好。

课间休息活动：计划活动时间短，可以选择在院子里跳绳、打羽毛球这类的活动。乒乓球其实对放松眼睛的效果特别好，但是太难了，孩子没学会。

目的是让孩子多接触阳光，同时运动可以增强体质。我女儿还有挑食的习惯，所以选择饭前活动也是为了增加孩子的饭量。

方案4：低浓度阿托品

虽然孩子还没有近视，但是我每天睡觉前会给她用一次低浓度阿托品滴眼液。最初开始用是因为有一段时间孩子养成了睡觉前玩平板电脑的坏习惯，所以每次换好睡衣就给她点上眼药水，点药之后会有看近不清楚的效果，看不清平板电脑她自然就早睡了。坏习惯改掉之后，但是因为用眼学习的活动太多了，出现视疲劳症状，就会睡前给她用一次。

另外，因为确实没时间带孩子去医院检查眼睛，我在家里贴一张纸质的视力表，方便随时观察孩子的视力变化情况。

（康梦田）

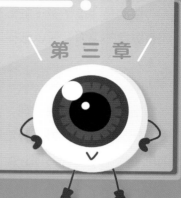

诊疗咨询真实案例

第 三 章

案例分析 1：10 岁女孩初次发现近视，适合什么治疗方案

家长主诉

10 岁女孩，学校老师发现孩子看不清黑板。

孩子到医院检查后，发现裸眼视力右眼 0.4，左眼 0.5。

散瞳验光后近视度数右眼 125 度，左眼 100 度。属于低度近视。

眼轴右眼 23.55mm，左眼 23.46mm。

家长问：孩子确定是近视了吗？需要配眼镜吗？如何控制进展？能配角膜塑形镜吗？戴不戴离焦眼睛？

1 为什么会这样

（1）首先医生会问：孩子最近每天看书时间为几个小时？

家长回答：因为最近有考试压力，而且报了网课进行课外辅导，孩子每天学习时间大约是 9 小时以上。白天写作业，晚上用平板电脑上网课。

（2）医生接下来问：孩子是否每天有户外体育活动？

家长回答：孩子比较胖，基本上不运动，大多数时间在家。

（3）医生最后问：家长是否有近视或者高度近视？

家长回答：没有。

综合以上内容，判断孩子有近距离用眼负荷、户外活动时间不足的危险因素，没有近视家族史的危险因素。

　　根据检查结果提示，孩子有真性近视，眼轴长度相比同龄儿童均值 21.6mm 偏高，裸眼视力低，需要配镜矫正视力，及时进行近视干预。

 怎么办

　　10 岁孩子的眼轴发育速度应控制在 0.4mm/ 年。因此可以采用如下近视治疗方案。

方案一：低浓度阿托品滴眼液 + 配镜

　　由于裸眼视力低于 0.5，因此需要配镜，否则会看不清黑板上的字，影响孩子学习。框架眼镜可以看远时佩戴，看书、看电脑等半米内的近距离活动可以摘掉眼镜，从而减轻孩子的调节负担。每天晚上睡觉前双眼点 0.01% 低浓度阿托品滴眼液，该浓度的滴眼液产生散瞳、畏光的效果很低，孩子第二天早上起来可以正常上学，不会影响生活。

方案二：低浓度阿托品滴眼液 + 角膜塑形镜

　　如果孩子卫生习惯良好，近视控制意愿强烈，并且能够接受晚上戴角膜塑形镜，可以选择晚上戴角膜塑形镜，白天摘镜后裸眼视力能达到看清黑板的效果。同时每天晚上睡觉前双眼点 0.01% 低浓度阿托品滴眼液，增加控制效果。

3 生活注意事项和随访时间

　　我们始终认为，各种治疗方案只是辅助的方案，最重要的还是近视预防和生活习惯控制。首先要尽量控制近视发病年龄，越晚越好，因为孩子的眼球在 18 岁前还会继续生长发育，越早发生近视，成年后近视度数通常会越高，治疗效果越差。

另外，即使用了近视防控手段，仍要注意生活方式的防控。我遇到很多家长问："为什么孩子用了角膜塑形镜，度数还是进展快？"一细问才发现，孩子戴角膜塑形镜后每天连续学习 3～4 小时没有休息，很少出去活动，晚上经常超过 12 点才睡觉。这就像大冬天只戴一条围巾去屋外散步一样，为什么我戴了围巾还会感冒？这只能怪自己太不爱惜身体，不能怪在围巾头上。

此外，近视治疗期间建议至少半年随访一次，测量眼轴和屈光度，观察治疗效果。如果半年眼轴进展超过 0.2mm，需要考虑调整治疗方案。另外不要自行停用滴眼液和 OK 镜，不然会有反弹的情况发生。

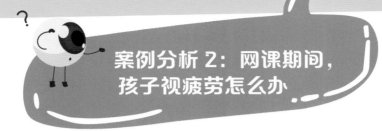

案例分析 2：网课期间，
孩子视疲劳怎么办

家长主诉

2020 年的这个特殊的暑期，很多家长带着孩子来门诊看眼睛。

进门之后，也说不出有什么特殊的不舒服，就是觉得眼睛酸、累、干。

一看孩子，皱着小眉头，每次眨眼时都要特别用力地挤眼。

家长问：孩子眼睛有什么问题吗？

1 为什么会这样

（1）视疲劳：居家隔离期间，孩子们白天在家上网课，晚上在家写作业，体育课都是在室内进行的。电子屏幕的使用时间超过 8 小时，用眼负荷大，没有课间活动，很难控制孩子用眼以及休息时间。

（2）干眼症：眼睛在注视电子屏幕时，注意力高度集中，眨眼频率明显降低，眨眼次数少，眼睛表面的泪液蒸发快，导致干眼症的症状。孩子使劲眨眼和挤眼是为了缓解眼表干涩不适，帮助眼表分布更多泪液的一种方式，如果孩子出现使劲眨眼和挤眼，提示家长孩子可能出现了干眼症的预警信号。

② 怎么办？

（1）减少连续屏幕使用时间：我国安阳儿童眼病研究发现，儿童连续近距离用眼时间超过 45 分钟，会明显增加近视进展风险。因此，在家学习的孩子可以设置闹钟提醒，每隔 45 分钟休息一会儿眼睛。

（2）人工泪液：眼睛酸、累、干症状明显的孩子可以选择补充人工泪液，例如玻璃酸钠滴眼液。另外，热敷也可以帮助提高泪液质量，保持眼睛滋润。

③ 孩子出现频繁眨眼和挤眼还有可能是以下原因

（1）近视的早期症状，通过挤眼改变角膜曲率，为了看得更清楚。

（2）倒睫：由于睫毛倒长向眼球，像雨刷器一样摩擦眼球，造成眼睛异物感不适，长期刺激会导致角膜损伤、感染，甚至影响视力。

（3）结膜炎：由于眼睛感染或过敏引起炎症，同样会表现为眨眼频繁。

（4）抽动症：孩子不自主地频繁眨眼，检查发现没有眼部疾病，是一种儿童行为障碍，多发于在家庭、学校中遇到应激事件的儿童。

综合以上分析，如果孩子出现眨眼、挤眼频繁，建议带孩子到医院及时检查，和医生详细说明孩子最近的生活状况，结合眼科检查结果，判断孩子的病因。

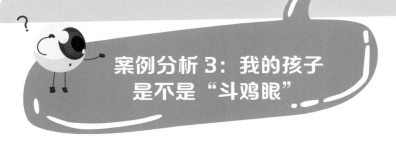

案例分析 3：我的孩子是不是"斗鸡眼"

家长主诉

1 岁男孩，家长带孩子来门诊："大夫，我觉得孩子眼睛有点斗鸡眼，您看有没有问题？"（图 13-1）

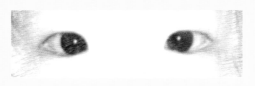

图 13-1　我的孩子是不是斗鸡眼

家长问：是不是有内斜视？

1 是不是内斜视

　　有些孩子鼻梁低，眼距宽，俗话说就是"盖住内眼角的皮肤比较多"，医学中叫"内眦赘皮"，常见于东方人，所以看起来像对眼，随着孩子逐渐长大，五官发育，鼻梁会渐渐变高，内眼角逐渐拉开，看起来就不像对眼了，这种叫假性内斜视。

　　还有一种情况是真性斜视，又可以分为调节性内斜视（由于高度远视诱发内斜视）、先天性内斜视（由于先天发育导致内斜视），这种情况需要及时到医院检查。

2 怎么办

（1）假性内斜视：不需要治疗，一般随着面部发育可以逐渐改善。

（2）调节性内斜视：经过检查有远视可以配镜矫正，戴镜观察，并定期到医院复查。如果有弱视，要积极治疗弱视。配镜后 3～6 个月不能矫正，应考虑手术治疗。

（3）先天性内斜视：出生后 6 个月以内出现的内斜视叫先天性内斜视，这种情况会影响孩子的双眼视觉功能，因此建议尽早手术。

3 给家长的建议

家长可以关注孩子是不是有视功能异常：①婴儿时期：可以通过拿颜色鲜艳的物体在孩子面前移动，观察宝宝是不是能固定注视物体，是不是能跟随物体运动而眼球移动。②儿童时期：如果发现孩子视力下降，或者不能双眼同时看物体，歪头看东西，要及时到医院检查。

双眼视觉功能是在早期发育完成的，斜视对孩子的正常双眼视觉功能形成影响很大，因此早发现和早治疗是至关重要的。

但是真斜视还是假斜视，还是交给医生来判断吧！

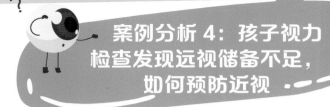

案例分析 4：孩子视力检查发现远视储备不足，如何预防近视

家长主诉

7 岁男孩，检查发现远视储备不足，眼轴比同龄人长。

裸眼视力右眼 1.0，左眼 1.0。

电脑验光

右眼球镜 +2.00D 柱镜 −0.25D × 99

左眼球镜 +0.75D 柱镜 −0.25D × 152

家长问：如何预防近视，可以用哺光仪作为日常保健吗？

有没有不良反应？

 为什么会这样

　　根据检查结果提示，孩子目前视力发育良好，但是右眼远视储备 200 度，左眼远视储备明显降低，仅 75 度。参照 7 岁同龄儿童远视储备正常值，以及孩子未来的屈光发育趋势，孩子左眼有较高的近视发病风险。

 怎么办

　　7 岁孩子的远视储备应在 150 度左右，视力发育可以达到 1.0。可以采用如下近视预防方案。

（1）控制近距离活动时间：7岁孩子刚刚踏入校园生活，面临着上课和作业的负担，需要注意用眼卫生，避免长时间近距离持续用眼，连续看近不超过45分钟。给孩子创造良好的学习环境，不在过暗的环境下书写。养成良好的读写习惯、正确的坐姿和握笔姿势。

（2）多参加和放松眼睛相关的体育户外活动，例如羽毛球、乒乓球、跑步、骑车。

（3）补充维生素和蛋白质，例如胡萝卜、鸡蛋、菠菜、鱼类。

（4）保证充足的睡眠时间和睡眠质量，每天上床睡觉时间不超过10点，睡觉时保持房间黑暗环境，不要开灯睡觉。

（5）哺光仪：哺光仪是一种低强度红光重复照射的治疗方法，预防方案是每天使用2次，每次3分钟。目前有一项由中山大学中山眼科中心主持的多中心随机临床试验提示，哺光仪对学龄儿童轻中度近视进展有较好的防控作用，可减缓69.4%的近视眼轴增长或76.6%的近视屈光度进展，随访期间没有受试者出现不良反应事件。

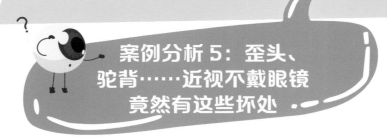

案例分析 5：歪头、驼背……近视不戴眼镜竟然有这些坏处

家长主诉

10 岁女孩，发现近视两年。

裸眼视力右眼 0.2，左眼 0.7。

散瞳验光后近视度数右眼 300 度，左眼 100 度。

检查时发现孩子明显有向右歪头的习惯。

为什么会这样呢？

1 为什么会这样

（1）首先我们要通过检查排除孩子是否存在斜视的问题。

（2）通过检查我们可以看到孩子左眼视力明显好于右眼，因此会更倾向于用左眼看。通过歪头的方式，可以把视力好的眼睛摆在更主导的位置，从而提高视觉质量。因此孩子的歪头视物习惯是因为屈光不正未矫正引起的。

2 怎么办

排除斜视因素后，我们可以给孩子进行散瞳验光、配镜，通过佩戴眼镜提高视力。

3 注意事项和随访时间

长期屈光不正不佩戴眼镜矫正，会引起歪头视物的不良习惯，长期会对孩子的骨骼、肌肉发育造成影响。

除了歪头视物以外，还会很容易引起驼背的习惯。因为看远处不清楚，孩子为了看清会努力通过伸脖子往前凑，长期保持这个姿势会引起驼背或探颈的体态。

屈光不正不戴镜矫正，还会加重视疲劳的症状。

长期看不清东西，会影响大脑的双眼融合功能，导致间歇性外斜视。

总之，发现孩子视力不好，需要到医院及时检查。如果发现近视要及时配镜矫正视力。建议戴镜之后半年到一年复查一次。

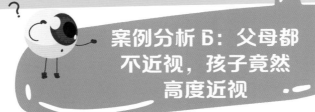

案例分析 6：父母都不近视，孩子竟然高度近视

家长主诉

12 岁男孩，双眼高度近视。父母双方没有近视。

散瞳验光

右眼球镜 −6.50D 柱镜 −1.00D×180

左眼球镜 −6.00D 柱镜 −1.00D×11

眼轴右眼 26.43mm，左眼 26.19mm

家长问：为什么增长速度这么快，除了注意用眼还有别的方法吗？

1 孩子的情况怎么样

孩子现在是高度近视，还没有出现病理性改变。

2 怎么办

可以使用 0.01% 阿托品滴眼液每天睡前点双眼一次。半年到一年随访一次。根据度数变化调整用药方案。

3 生活注意事项和随访时间

孩子度数比较高，治疗难度大，用药可以延缓进展，但不能保证完全控制增长。

　　如果孩子是轴性近视，眼轴的延长得不到有效的控制，随着眼轴的不断伸长，导致视网膜和脉络膜变薄，出现各种眼底并发症，则成为病理性近视。可表现为脉络膜新生血管、黄斑萎缩、黄斑裂孔、视网膜下出血、视网膜变性和孔源性视网膜脱离等疾病，造成严重的、不可逆性的视力损害。建议 3 个月到 6 个月随访一次，检查眼底情况。

　　生活中要注意避免剧烈活动、震动，以及外力碰击眼球，以免发生视网膜撕裂、脱离等眼底疾病。尽量避免剧烈冲击性头部运动，如跳水、举重、过山车等。如果在生活中，眼睛突然出现眼前黑影、闪光感、视物变形、视力下降，即使佩戴了度数合适的眼镜，还是看不清楚等症状，一定要及时到医院就诊。

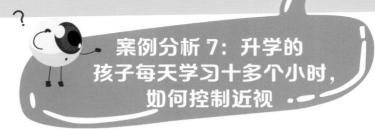

案例分析 7：升学的孩子每天学习十多个小时，如何控制近视

家长主诉

天天宅家，无法出门参加户外活动，娃们一直和电视、电脑、平板电脑等电子产品密切接触。家长问：学校还要开设网上教学，孩子的视力会不会受影响？尤其是面临升学的孩子，学习时间无法缩减，特殊时期，有没有保护视力、防控近视的妙招？

1 家长应该帮助儿童培养哪些行为习惯

（1）确保足够量的户外活动：放学后、周末和寒暑假要积极安排户外活动，培养孩子户外活动的兴趣。户外的形式不限，玩耍、打球、跑步、散步均可。中小学生每天至少 2 小时，学龄前儿童每天至少 3 小时日间户外活动。

（2）长时间近距离用眼要休息眼睛：看书、做作业或看电视遵循不超过 45 分钟法则，45 分钟让眼睛休息 10 分钟。

（3）严格控制电子产品使用时间：每次使用不超过 15 分钟，一天累计不超过 1 个小时。不看或少看电视，看电视的距离越远越好，有条件的话至少 3 米以上距离。

（4）养成正确的读写姿势习惯：做到"一拳一尺一寸"。

一拳：胸前与桌子间隔一拳（一个拳头的距离）。

一尺：眼睛与书本距离一尺（33 厘米的距离）。

一寸：握笔手指要与笔尖之间一寸远。

不要歪着头或躺着、趴着看书，不要在晃动的车、船上看书。我们的眼睛越靠近物体，眼部肌肉需要使用的力气越大。趴着看书时需要使用的眼部的肌肉的力量是姿势正确时的 3 倍！

（5）在良好的照明环境下用眼：窗户进来的大自然光线或台灯的灯光，要从座位的左前方射过来，避免在书上形成阴影。不要在过亮、过暗的光线下读写。使用台灯时应同时打开房间大灯。

（6）保证充足的睡眠时间：小学生每天睡足 10 个小时，初中生至少 9 个小时，高中生至少 8 个小时。

2 家长应该做出哪些努力

（1）以身作则：父母要发挥榜样的力量，跟孩子相处时远离手机。

（2）陪伴：父母每天应尽可能多地给予孩子高质量的陪伴，倾听、交流和互动，让孩子没有无聊的时间。

（3）增加户外活动：创造条件让孩子走向户外、走向大自然，可培养孩子一两个户外运动爱好。

（4）约法三章：在不得已使用电子产品时，提前商量好，限制使用时间，譬如每天总计不能超过 1 小时；还可以通过设置闹钟或内置帮助软件等，15 分钟休息一次眼睛。

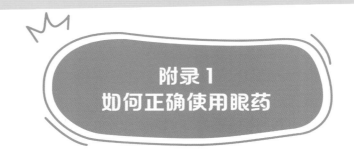

附录 1
如何正确使用眼药

一天晚上，一位朋友给我打电话着急地说："哎呀，乔大夫，为了散瞳验光，我今晚给孩子滴了阿托品，孩子现在满脸通红、发热，而且说口干、心慌，心跳特别快，吓死我了，我该怎么办？我是不是药用得不对呀？"

使用散瞳眼药时我们可能会遇到上述情况，为什么会出现这样的情况？下面我们聊聊如何正确使用眼药。

在防控近视的路上，家长朋友们一定会遇到需要给孩子滴用眼药的时候。比如散瞳验光之前需要在家使用 1% 阿托品眼用凝胶（如上面的小案例），为了预防和控制近视的发展，需要每天睡觉前滴用 0.01% 阿托品眼药水。你会正确使用眼药吗？可能有的家长会说，滴眼药水还不简单，直接把药水滴到眼睛里就可以了，哪有那么复杂？真的是这样吗？你知道每次滴眼药水应该滴几滴吗？1 滴够不够？2 滴多不多？你知道如何降低用药后的全身不良反应吗？如果需要使用 2 种以上的眼药水，中间应该间隔多长时间呢？如果宝贝用药不配合怎么办？

首先，家长朋友们需要注意以下方面。

1. 在医生指导下用药

是药三分毒，任何药物的使用都需要在眼科医生指导下进行，尤其是处方药，不能随便用药。该不该用药、什么时候用、用哪种药物、如何使用、用多久、出现什么情况需要停用……这些都应该在医生指导下进行，不能自作主张！如果使用过程中出现不良反应，应及时就诊检查，得到医生的指导。临床上因为自己随意用药而导致眼部损害的病例屡见不鲜，比如有人因为眼痒，自行持续使用激素类眼药水，导致青光眼、白内障；有人眼睛干涩不舒服，自行长期点好几种药水，结果越用越干、越不舒服。药物使用需慎重，医生指导少不了！

2. 妥善保管，避免误用

家里的任何药物，家长都一定要妥当保存，以免儿童或其他人误服、误用。1 滴 1.0% 阿托品滴眼液含有阿托品 0.5mg，阿托品的最低致死量儿童为 10mg，也就是误服 20 滴就有生命危险。我曾见过一位老人眼睛不舒服，家里有小孙子用的眼药，拿来就用，结果用的是 1.0% 阿托品眼用凝胶，老人家本身前房浅、房角窄，用药后诱发了急性闭角型青光眼，导致眼压急性升高，出现视力急剧下降和明显眼疼，导致了不可逆转的损害。所以药物一定要妥善存放！

以上 2 点注意事项不仅针对眼部用药，还适用于所有药物的使用。

然后，我们说说如何正确点药。用药前需要清洁双手；点药时头微扬，眼睛向头的方向看，就是俗话说的"翻白眼"；用一只手扒开下眼皮（下眼睑），另一只手持药瓶接近眼睛，但不要接触眼睫毛，将 1 滴药水或适量药膏点入下方白眼仁（即下方结膜囊）的部位，需要避开黑眼仁（即角膜）。然后闭上眼睛，用手指压住鼻根部泪囊区 5 分钟。鼻根部泪囊区就是我们眼镜鼻托的所在部位。

点药前需要好好洗手，点药过程从拧开瓶盖，到完成点药都要注意，**眼药瓶口不要接触手或者眼睫毛**，以免带入细菌污染眼药。

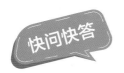

我们再说说使用眼药常遇到的问题。

问题 1：眼药水一次点几滴合适？

经常有人滴眼药水时怕不够，一次点好几滴，看到眼药水流出来了，再补上几滴，唯恐不够。那么，到底应该点几滴？**眼药水每次点一滴足矣**，因为人眼结膜囊的容积是 17ul，一滴眼药水的容量是 23ul，一滴药水足够了，点 2 滴，多余的都流出来浪费了（土豪除外）。

问题 2：点药时为什么要避开黑眼仁（角膜）？

老百姓说的黑眼仁就是角膜，角膜表面有非常丰富的神经。我们总说"眼睛容不得半粒沙子"，角膜神经一旦受到刺激，就会分泌泪液冲洗异物，起到保护作用。如果眼药直接滴到角膜上，人眼本能地会闭眼睛、挤眼睛，甚至因为刺激而分泌泪液，把药水冲出来，这样不利于药物在眼部的吸收、利用。点到白眼仁上就不会出现明显的刺激反应。因此，**点药时要避开黑眼仁（角膜）**。

问题 3：点药后为什么要按压鼻根部？

局部用眼药也会产生全身不良反应，本文开头的案例就是用药后发生了全身不良反应。降低用药后的全身不良反应有妙招，那就是**点药后要按压鼻根部泪囊区 5 分钟**！

所有滴入眼部的药物（包括眼药水、眼药膏或眼用凝胶）都可以经过鼻泪管流入鼻腔，通过鼻黏膜被全身吸收，可能产生全身不良反应。比如 1% 的阿托品如果被全身吸收后，可能出现面部潮红、发热、口干等不良反应，甚至会出现心动过速、恶心、头晕、谵妄、皮肤红斑、共济失调、定位困难等不良反应。本节开篇案例中就是使用 1% 的阿托品后出现了全身不良反应。

　　如果能减少药物流入鼻腔，就可以降低全身不良反应的发生率。所以滴用眼药后应该用手压迫鼻根部泪囊区至少 5 分钟，这样不仅可以减少药物流入鼻腔，减少药物的全身吸收，从而降低全身不良反应发生率，还有利于更多药物更久地存留在结膜囊，更好地发挥眼部药理作用（图 14-1）。

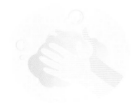

1. 用药前需要清洁双手。

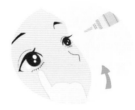

2. 点药时头微扬，眼睛向头的
   方向看，就是俗话说的翻白眼。
   用一只手扒开下眼皮（下眼睑），
   另一只手持药瓶接近眼睛，
   但不要接触眼睫毛。

3. 将一滴药水或适量药膏
   点入下方白眼仁
   （即下方结膜囊）的部位，
   需要避开黑眼仁（即角膜）。

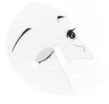

4. 闭上眼睛，用手指压住鼻根
   部泪囊区 5 分钟。

图 14-1　**滴眼药的正确方式**

问题 4：如果滴用 2 种以上的眼药水，点完第一种马上滴第二种眼药水可以吗？中间应该间隔多长时间呢？

第二种眼药水不能马上滴用，因为药水滴入眼内后需要吸收至少 5 分钟，如果第二种药物跟着滴入眼内就会把第一种眼药水冲出来，影响第一种药水的吸收、利用。所以建议**使用两种药水之间最好间隔 5～10 分钟**，间隔 10 分钟以上比较好。

问题 5：戴隐形眼镜时可以滴用眼药水吗？

根据情况而定，用于矫正近视等屈光不正的隐形眼镜佩戴时是不能滴用眼药水的，一些用于治疗的隐形眼镜（比如角膜绷带镜）佩戴时可以滴用眼药水。

如果佩戴角膜塑形镜，同时使用低浓度阿托品滴眼液，建议睡觉前滴用药水后至少 10 分钟后再佩戴角膜塑形镜。

问题 6：孩子比较小，用药不配合怎么办？

小朋友用药困难是比较常见的。我儿子第一次滴眼药水都12 岁了，还是有些害怕，即使是我，资深眼科医生妈妈给他点药他也害怕、紧张，一直向后躲，不肯睁眼睛。作为家长我们要理解孩子的心情，告诉孩子第一次有点害怕是正常的，但药该用还得用，而且用药没有什么特别不舒服。为了缓解孩子的紧张和害怕，我自己给自己点了一次药（用的是人工泪液），让孩子看看点药过程，并且告诉他我点药后的感觉，一点都不疼。然后给他点药时我边聊天边点，分散他的注意力，点药很快就完成了，点药后他眨眨眼睛说确实不疼，下次再点药就配合了。特别小的孩子清醒时用药确实比较困难，哭闹后眼药水就被冲出来了，一般在睡觉时点药，可以用药膏或眼用凝胶代替眼药水，因为凝胶和眼药膏在眼内存留时间比较长，可以不频繁用药。

正确使用眼药要在医生指导下进行，还需要妥善保管药物以免误用；用眼药前需要清洁双手，避免药水瓶口接触手或眼睫毛，滴眼药一次一滴，避免滴到黑眼仁（角膜）上，滴后压迫泪囊 5 分钟，2 种药水间隔 5～10 分钟，大多数情况下佩戴隐形眼镜时不能滴用眼药水。

（乔春艳）

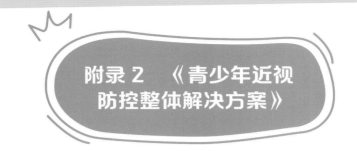

附录 2 《青少年近视防控整体解决方案》

1. 注意用眼时间，近距离看电脑、看电视、看书或做作业45 分钟后，必须远眺（蓝天、白云）10 分钟，让眼睛充分放松。

2. 每天参加户外运动 1 小时以上，多放风筝，多打乒乓球（用黄色的乒乓球）。

3. 正确的握笔姿势，手指握在笔尖上方 1 寸，拇指与食指不交叉，能看到笔尖。

4. 正确的读书、写字姿势

读书、写字姿势要端正，眼睛与书本保持一尺的距离，胸部与书桌保持一拳的距离。

5. 不要躺在沙发上或床上看书、看电视，不要在强光下或弱光下看书，不要在公交车上看书，不要边走路边看书。

6. 台灯使用原则

选择黄灯或真正没有屏闪的 LED 白炽灯，台灯放置书桌左上角 45 度，能全部照明课本。

7. 短刘海，避免长刘海；及时治疗倒睫及上眼睑下垂。

8. 早晚各 25 次看近看远对眼训练，增加眼睛调节灵敏度。

9. 饮食注意事项

（1）多吃含胶原蛋白、叶黄素的食物，如猪皮、猪蹄、西蓝花和胡萝卜（胡萝卜是脂溶性的，一定得过油吃）。

（2）不要摄入太多甜食，特别是空腹时不要吃甜食。

（3）少吃零食，避免偏食，多吃水果、蔬菜、豆制品、动物肝脏等。

10. 保证睡眠

小学生每天应保持 10 小时以上睡眠，初中生每天应保持 9 小时以上睡眠。

11. 弹钢琴会导致近视快速加深，近视的孩子尽量不要选择弹琴，若实在不能放弃，可考虑背谱练习。

12. 医学验光，科学配镜，应及时验配具有周边视力控制作用的镜片（现代角膜塑形镜、硬性透氧性角膜接触镜、旁中心离焦镜片等）。

13. 建立完善的屈光发育档案。

14. 青春发育期是孩子长个儿的时候，也是近视度数长得最快的时候，家长要随时观测，长个儿时视力复查频率应 3 个月 1 次。

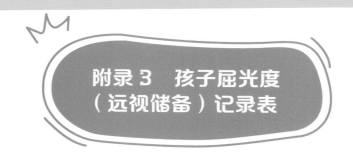

附录 3　孩子屈光度
（远视储备）记录表

年龄	右眼屈光度	左眼屈光度	平均值	参考区间
6 岁			+ 1.38D	+ 0.38 ~ + 3.63
7 岁			+ 1.38D	+ 0.38 ~ + 3.63
8 岁			+ 1.25D	+ 0.38 ~ + 3.38
9 岁			+ 0.88D	+ 0.13 ~ + 3.13
10 岁			+ 0.75D	− 0.13 ~ + 2.88
11 岁			+ 0.63D	− 0.38 ~ + 2.88
12 岁			+ 0.50D	− 0.38 ~ + 2.50
13 岁			+ 0.50D	− 0.32 ~ + 1.75
14 岁			+ 0.38D	− 0.38 ~ + 2.00
15 岁			+ 0.31D	− 0.38 ~ + 1.13

注：负号示近视屈光度数，正号示远视屈光度数。

参考：中华预防医学会公共卫生眼科分会 . 中国学龄儿童眼球远视储备、眼
　　　轴长度、角膜曲率参考区间及相关遗传因素专家共识（2022 年）[J].
　　　中华眼科杂志，2022, 58(2):96-102.

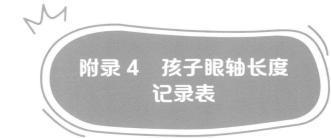

附录 4　孩子眼轴长度记录表

年龄	右眼眼轴	左眼眼轴	平均值	参考区间
6 岁			22.46mm	20.93 ~ 23.98
7 岁			22.56mm	21.07 ~ 24.04
8 岁			22.78mm	21.30 ~ 24.27
9 岁			22.95mm	21.45 ~ 24.46
10 岁			23.13mm	21.60 ~ 24.67
11 岁			23.26mm	21.71 ~ 24.80
12 岁			23.32mm	21.79 ~ 24.84
13 岁			23.36mm	22.07 ~ 24.82
14 岁			23.37mm	21.92 ~ 24.82
15 岁			23.39mm	22.10 ~ 24.68

参考：中华预防医学会公共卫生眼科分会.中国学龄儿童眼球远视储备、眼轴长度、角膜曲率参考区间及相关遗传因素专家共识（2022 年）[J].中华眼科杂志，2022, 58(2):96-102.

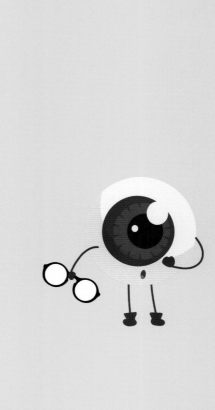

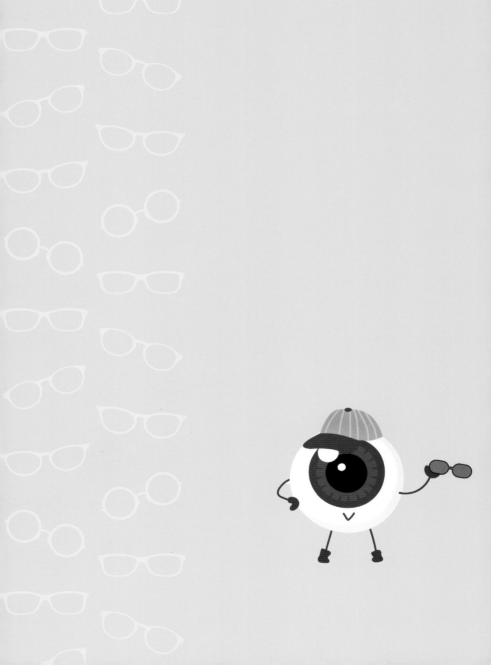

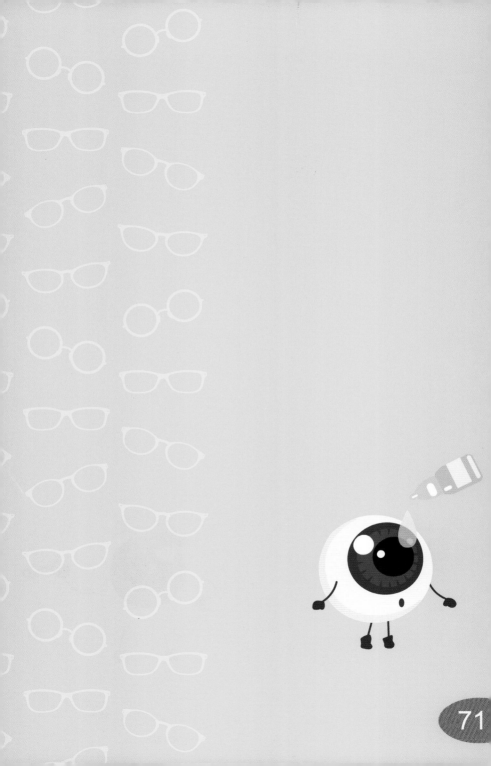

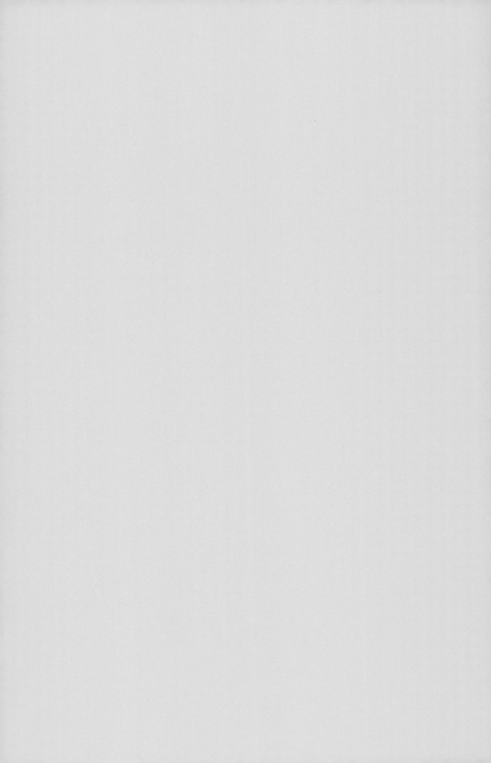